Sven-David Müller-Nothmann
Christiane Weißenberger

Ernährungsratgeber Herz und Gefäße – Genießen erlaubt

Sven-David Müller-Nothmann
Christiane Weißenberger

Ernährungsratgeber Herz und Gefäße – Genießen erlaubt

Richtig essen und trinken gegen Bluthochdruck sowie erhöhte Blutfettwerte

schlütersche

Bibliografische Information der Deutschen Nationalbibliothek

Die Deutsche Nationalbibliothek verzeichnet diese Publikation in der Deutschen Nationalbibliografie; detaillierte bibliografische Daten sind im Internet über http://dnb.ddb.de abrufbar.

ISBN 978-3-89993-546-2

Anschrift der Autoren:

Sven-David Müller-Nothmann
Wielandstraße 3
10625 Berlin
E-mail: info@svendavidmueller.de

Christiane Weißenberger
Lärchenstraße 15
97440 Werneck
E-Mail: Christiane.Weissenberger@Weissenberger-finanz.de

Fotos:
62621: 24; Monika Adamczyk: 64; AGphotographer: 98; amridesign: 15; „Arbeitskreis Omega-3 e. V.": 23; Andrey Armyagov: 38; arnowssr: 110; Stephanie Bandmann: 93; Ewa Brozek: 73; Magdalena Bujak: 45; diego cervo: 30; Norman Chan: 50; Yanik Chauvin: 53; Comstock: 5 (unten), 35; HD Connelly: 62; Danil: 141; Alessandro D'esposito: 66; evgenyb: 43; matthias fährmann: 42; Michael Flippo: 54; foto.fred: 40, 48; Liv Friis-larsen: 101; Andreas Gayer: 83; Getty Images: Titelbild rechts, 29; Eric Gevaert: 13; Sandra Gligorijevic: 28; Slawomir Jastrzebski: 99; jesse: 31; JoshuaCreative: 52; wolfgang Kabisch: 68; KSR: 25; robert lerich: 51, 109; Philippe LERIDON: 59; Arturo LimÙn: 128; Olga Lyubkina: 5 (links), 55; manolito: 41; Sébastien Maurer: 34; Tom Mc Nemar: 17; Monika 3 Steps Ahead: 39; Marzius: 142; Aga & Miko Materne: 115; Medtronic GmbH: 16; MEV: 63, 74, 116, 146; monregard: 131; moonrun: 125; Arpad Nagy-Bagoly: 112; Linda Ni Daltúin: 33; Jovan Nikolic: 87, 96, 117; Monika Olszewska: 70; Kristian Peetz: 84; giuseppe porzani: 108; Birgit Reitz-Hofmann: 67; Michael Röhrich: 58; Elvira Schäfer: 134; kristian sekulic: 26; Olga Shelego: 118; Michaela Stejskalová: 46; raymond tellier: 56; vincent go: 21; Ingo Waldmacher: Titelbild links, Umschlagklappe vorn innen, 5 (Mitte und rechts), 60, 61, 65, 69, 71, 75, 79, 81, 89, 91, 92, 94, 95, 97, 103, 107, 114, 119, 120, 121, 123, 124, 126, 127, 129, 130, 133, 135, 137, 139, 143; Maria Yfanti: 19

Abkürzungen:

a. D.	=	aus der Dose	getr.	=	getrocknet
e. V.	=	eingetragener Verein	gF	=	gesättigte Fettsäuren
EL	=	Esslöffel	kcal	=	Kilokalorien
eF	=	einfach ungesättigte Fettsäuren	kg	=	Kilogramm
F. i. Tr.	=	Fettgehalt in der Trockenmasse	kJ	=	Kilojoule (4,18 Kilojoule =
g	=	Gramm			1 Kilokalorie)
geh.	=	gehackt	mF	=	mehrfach ungesättigte Fettsäuren
gem.	=	gemahlen	mg	=	Milligramm
ger.	=	gerieben	ml	=	Milliliter
gestr.	=	gestrichen	Pck.	=	Päckchen
			TL	=	Teelöffel

© 2008 Schlütersche Verlagsgesellschaft mbH & Co. KG, Hans-Böckler-Allee 7, 30173 Hannover

Gestaltung: Schlütersche Verlagsgesellschaft mbH & Co. KG
Satz: Die Feder GmbH, Wetzlar
Druck und Bindung: Schlütersche Druck GmbH & Co. KG, Langenhagen

Inhalt

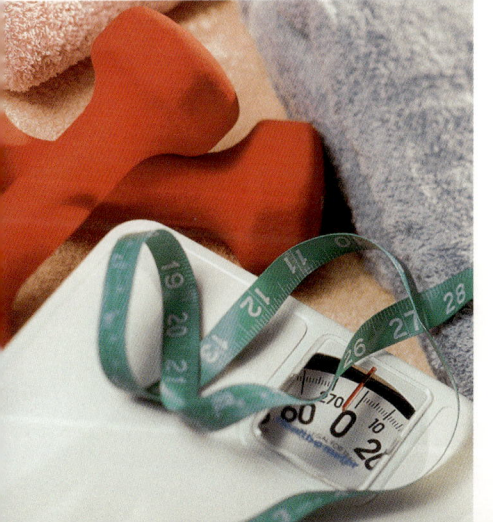

▶▶

Vorwort

Liebe Leserin, lieber Leser,

wie in allen Industriestaaten sind Herz-Kreislauf-Erkrankungen auch in Deutschland Volkskrankheit und Todesursache Nummer eins. Nach aktuellen Hochrechnungen ist jährlich mit rund 147 000 Herzinfarkten bei Männern und 131 000 Infarkten bei Frauen in Deutschland zu rechnen. Die wichtigsten Risikofaktoren, die auch zum Teil einander beeinflussen, sind bekannt: Übergewicht, falsche Ernährungsgewohnheiten, regelmäßiger Alkoholkonsum, mangelnde Bewegung, Rauchen, unzureichend behandelter Bluthochdruck, erhöhte Blutfettwerte und Diabetes mellitus. Eine gesunde Lebens- und Ernährungsweise kann diesen Krankheiten jedoch vorbeugen.

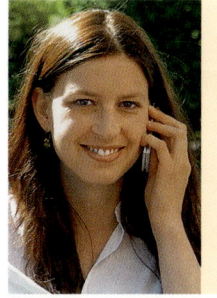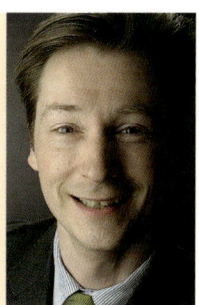

Dieses Buch zeigt Ihnen, wie Herz- und Gefäß-Krankheiten entstehen und wie Sie mit einer geeigneten Ernährungstherapie vorbeugen können. Das Buch enthält auch wichtige Informationen zu den neuesten Erkenntnissen aus dem Bereich der Ernährungsmedizin, den sekundären Pflanzenstoffen (Phytosterinen), die den Cholesterinspiegel wirksam senken. Es zeigt Ihnen, wie Sie durch bestimmte Ballaststoffe das gefäßschädigende LDL-Cholesterin senken können.

Lecker essen und trotzdem Gutes für Herz und Gefäße tun sowie dem (erneuten) Herzinfarkt und/oder Schlaganfall vorbeugen – unter diesem Motto steht dieses Kochbuch. Bei vielen Menschen lassen sich Bluthochdruck und erhöhte Blutfettwerte auch ohne Medikamente behandeln. In jedem Falle sind diese Maßnahmen aber nebenwirkungsfrei. Mindestens zwei Drittel der Patienten, die unter erhöhten Blutfettwerten leiden, benötigen keine Medikamente, sondern eine Optimierung der Lebensweise mit mehr Bewegung und Entspannung sowie einer angepassten Ernährungsweise. Auch bei Bluthochdruck lässt sich durch eine Änderung des Essens und Trinkens sowie einer Veränderung des Lebens mehr erreichen. Die Rezepte schmecken der ganzen Familie, tun allen gut und sind kombiniert mit hilfreichen Informationen über Gefäße, Herz und Herzinfarkt. Natürlich finden Sie auch Informationen über erhöhte Blutfettwerte und Bluthochdruck.

Viel Spaß dabei und „Guten Appetit!" wünschen Ihnen

Christiane Weißenberger
Diätassistentin/Diabetesassistentin

Sven-David Müller-Nothmann
Diätassistent/Diabetesberater

Geleitwort

50 Prozent der Menschen in Deutschland sterben an Herz-Kreislauf-Erkrankungen, insbesondere an den Folgen des Herzinfarkts und der koronaren Herzerkrankung. Herz- und Gefäß-Krankheiten gehören zu denjenigen Erkrankungen, die im Zeitalter des Wohlstandes, in dem Über- und Fehlernährung sowie Bewegungsmangel weit verbreitet sind, immer häufiger werden. Andere Menschen erleiden einen Schlaganfall. Die Erhöhung von Blutdruck und Blutfettwerten (LDL-Cholesterin und Triglyzeride) ist oft auf falsche Lebens- und Ernährungsgewohnheiten zurückzuführen. Eine gezielte Ernährungstherapie kann Herzinfarkt und Schlaganfall vorbeugen sowie Blutdruck und Blutfette senken. Sie ist reich an Kohlenhydraten, Ballaststoffen, Vitaminen, Mineralstoffen, sekundären Pflanzenstoffen wie Phytosterinen, aber arm an gesättigten Fettsäuren, Transfettsäuren und Cholesterin.

Mit ihren Tipps für Herz- und Gefäßkranke präsentieren die Autoren ein gelungenes Konzept, wie eine moderne Ernährungsphilosophie in die Praxis umgesetzt werden kann und so Ernährungs- und Pharmakotherapie sich sinnvoll ergänzen. Die Autoren legen ein übersichtliches, für den Laien verständliches und hilfreiches Buch vor, das den derzeitigen ernährungsphysiologischen Status beschreibt. In vielen Fällen macht eine optimale diätetische Therapie und eine Umstellung der Lebensgewohnheiten auch Medikamente überflüssig.

Den zur Prophylaxe und Therapie, im Zusammenhang mit einer Pharmakotherapie, geeigneten Rezepten sind wichtige Diätempfehlungen vorangestellt. Kreative Koch- und Backrezepte erleichtern dem Patienten und seinen Angehörigen, ihr Ernährungsverhalten zu korrigieren und damit Krankheiten vorzubeugen. Das Buch „Ernährungsratgeber Herz und Gefäße" kann die individuelle Diät- und Ernährungsberatung zwar nicht ersetzen, es stellt aber eine wichtige und gute Ergänzung dar.

Ich wünsche dem Buch eine weite Verbreitung und den Lesern einen guten Appetit!

Prof. Dr. med. Hubertus Wietholtz
Direktor der Medizinischen Klinik II (Gastroenterologie und Stoffwechselkrankheiten) am Klinikum Darmstadt

Einführung

Herz-Kreislauf-Erkrankungen sind Volkskrankheiten

Das Herz-Kreislauf-System besteht aus dem Herzen als Blutpumpe und den Blutgefäßen, in denen das Blut zu den einzelnen Zellen transportiert wird. Zu den häufigsten Erkrankungen dieses Kreislaufs gehören Arteriosklerose (Arterienverkalkung), Bluthochdruck sowie Herzinfarkt und Schlaganfall. Die aktuellen Daten des Statistischen Bundesamtes in Wiesbaden zeigen, dass Herz-Kreislauf-Erkrankungen – weit vor Krebserkrankungen – nach wie vor die wichtigste Todesursache in Deutschland sind. Wie das Statistische Bundesamt mitteilt, starben nach den Ergebnissen der Todesursachenstatistik im Jahr 2005 in Deutschland insgesamt 830 227 Personen. Bei nahezu jedem zweiten Verstorbenen wurde – wie auch schon in den Vorjahren – der Tod durch eine Erkrankung des Kreislaufsystems ausgelöst. Infolge von Kreislauferkrankungen starben insbesondere ältere Menschen: Fast 91 Prozent der Verstorbenen waren über 65 Jahre alt. Frauen starben entsprechend häufiger an einer Kreislauferkrankung, weil sie im Durchschnitt älter werden als Männer. Am Herzinfarkt, der zur Gruppe der Kreislauferkrankungen gehört, verstarben 66 179 Personen.

Ein Herzinfarkt, ein Schlaganfall und arterielle Verschlusskrankheiten sind kein schicksalhaftes Ereignis, sondern lassen sich durch gezielte Vorsorgemaßnahmen verhindern. In vielen Fällen trifft diese Aussage auch für erhöhte Blutfette sowie Bluthochdruck zu. Damit kann auch den klassischen Herz-Kreislauf-Erkrankungen vorgebeugt werden. Am wir-

Todesursachen 2005 in Deutschland

Todesursachen	insgesamt		männlich	weiblich
	Anzahl	in %	Anzahl	Anzahl
insgesamt	830 227	100,0	388 554	441 673
darunter:				
bösartige Neubildungen (Krebs)	211 396	25,5	112 066	99 330
Krankheiten des Kreislaufsystems	367 361	44,2	152 274	215 087
Myokardinfarkt (Herzinfarkt)	66 179	8,0	36 283	29 896
Krankheiten des Atmungssystems	57 742	7,0	29 332	28 410
Krankheiten des Verdauungssystems	42 787	5,2	21 369	21 418
Verletzungen, Vergiftungen und bestimmte andere Folgen äußerer Ursachen	33 024	4,0	20 353	12 671

Quelle: Statistisches Bundesamt, www.destatis.de

kungsvollsten ist es, seinen Lebensstil schon in jüngeren Jahren so zu verändern, dass es im fortgeschrittenen Alter nicht zur Entstehung von Gefäßverengungen kommen kann. Wichtig ist es insbesondere, mehr Sport und Bewegung ins Leben zu bringen.

Wissenschaftlich nachgewiesen ist auch, dass Nikotin und Rauchen ein Risikofaktor für Herz und Gefäße darstellt. Und wenn Sie schon einen Herzinfarkt oder Schlaganfall hatten, sollten Sie noch viel entschiedener auf eine gesunde Lebensweise achten, das heißt: Ernähren Sie sich ausgewogen, gesund und relativ fettarm und sorgen Sie gleichzeitig für möglichst viel Bewegung, aber wenig Stress. Nutzen Sie die Möglichkeiten, die Ihnen beispielsweise Autogenes Training für die Entspannung bietet.

Wie Herz und Gefäße funktionieren

In Deutschland sterben jährlich ca. 65 000 Menschen an einem akuten Herzinfarkt. Nach wie vor steht diese Erkrankung mit an der Spitze der Todesursachen. Angina pectoris, Herzinfarkt und plötzlicher Herztod sind eine Folge von Arteriosklerose an den Herzkranzgefäßen – eine Krankheit, die in der Regel verschiedene Ursachen hat. Viele zehntausend Menschen sterben durch einen Schlaganfall.

Neben der individuellen Veranlagung können Übergewicht, Rauchen, übermäßiger Alkoholkonsum, Bewegungsmangel, eine Fettstoffwechselstörung, Diabetes mellitus und vor allem auch Bluthochdruck Risikofaktoren für den Herzinfarkt oder einen Schlaganfall sein. Doch um zu verstehen, wie es zum Herzinfarkt oder Schlaganfall kommen kann, ist es zunächst wichtig zu wissen, wie Herz und Gefäße funktionieren.

Das Herz – der Motor des Lebens

Das Herz liegt zwischen den beiden Lungenflügeln. Es hat etwa die Größe einer Faust und wiegt bei Männern durchschnittlich 300 Gramm, bei Frauen 220 Gramm. Nach hinten grenzt es an die Speiseröhre an. Die Unterseite des Herzens ruht auf dem Zwerchfell.

Das Herz ist ein muskuläres Hohlorgan, also ein Muskel, der einen Hohlraum hat. Durch diesen Hohlraum wird das Blut vom Muskel Herz in die Arterien gepumpt. Das Herz fasst rund 600 bis 1000 ml Blut. Ein gesundes Herz schlägt bei normaler Belastung täglich rund 85 000 bis 90 000 Mal. Im Laufe eines durchschnittlichen Lebens schlägt das Herz über drei Milliarden Mal.

Das Herz ist fast symmetrisch aufgebaut. Es wird durch eine Scheidewand in eine rechte und eine linke Herzhälfte unterteilt. Jede Hälfte hat zwei Räume: je einen Vorhof sowie eine Kammer. Die Herzklappen regeln die Flussrichtung des Blutes. Das Blut gelangt zunächst zur rechten Herzhälfte. Von hier strömt es über ein wegführendes Gefäß (Lungenarterie) zur Sauerstoffaufnahme in die Lunge. Das sauerstoffreiche Blut aus der Lunge fließt in den Lungenvenen zur linken Herzhälfte, verlässt es von hier über die Hauptschlagader (Aorta) und strömt dann über die Körperarterien in alle Organe des Körpers. Es mündet in ein Netz dünnwandiger Gefäße (Kapillaren), durch die jeder Zelle des menschlichen Körpers Nährstoffe und Sauerstoff für den

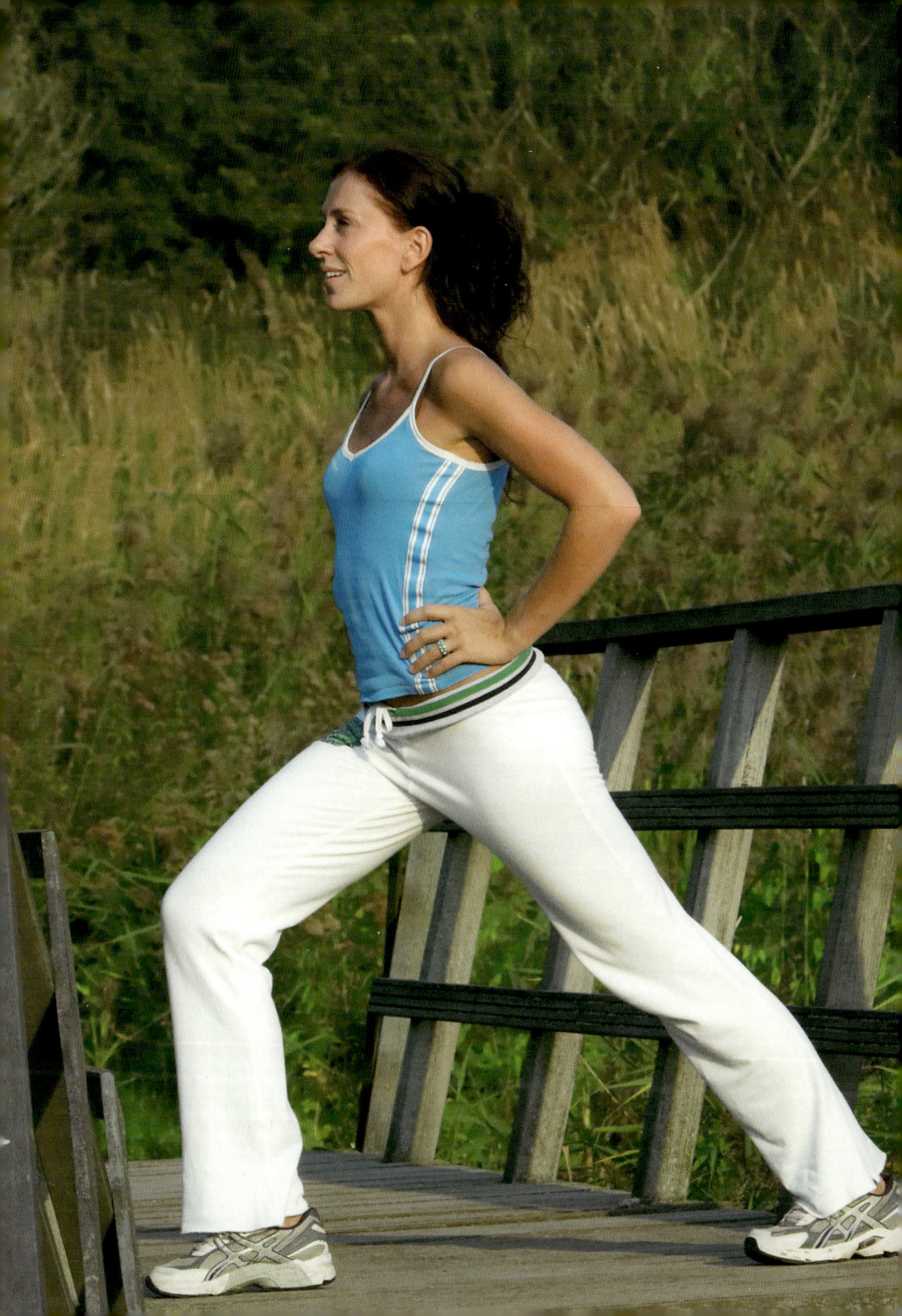

Stoffwechsel zur Verfügung gestellt werden.

Das Herz ist als Blutpumpe der Motor des Blutkreislaufs. Für die intensive Arbeit benötigt das Herz eine gute Sauerstoffversorgung über die Herzkranzgefäße (Koronararterien) – Unterbrechungen der Versorgung führen zu massiven Schäden.

Das Zusammenziehen des Herzmuskels, bei dem rund 70 ml Blut in den Körperkreislauf gepumpt werden, bezeichnet der Kardiologe als Systole und die nachfolgende Entspannung des Herzmuskels als Diastole. Die Systole ist die Anspannungs- und Auswurfphase des Herzens, im Gegensatz zur Diastole, der

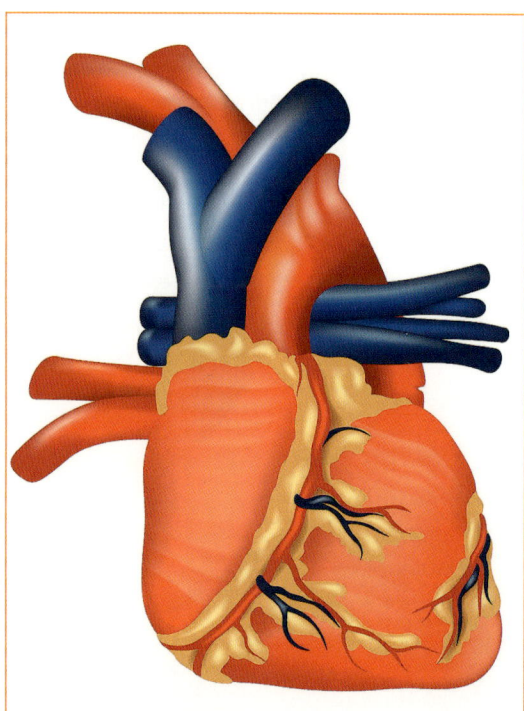

Das Herz

Entspannungs- und Füllungsphase. Der Blutdruck wird daher auch in beiden Werten angegeben, wobei in der Regel der diastolische Blutdruck niedriger ist als der systolische Blutdruck. Die Systole gibt an, mit welchem Druck in den Arterien das Blut vom Herzen weggepumpt wird. Die Diastole bezeichnet den Druck, mit dem das Blut in den Venen zum Herzen zurückfließt.

Das Herz besteht weitgehend aus Muskelgewebe, das durch das autonome Nervensystem gesteuert wird. Im Elektrokardiogramm (EKG) werden die elektrischen Impulse, die die Nerven auf die Herzmuskelzellen abgeben, bildlich dargestellt, und der Kardiologe kann die Herzfunktion kontrollieren. Das EKG ist die völlig schmerzlose und ungefährliche Registrierung der Summe der elektrischen Aktivitäten der Herzmuskelfasern. Elektrokardiogramm heißt auf Deutsch Herzspannungskurve.

Damit das Herz Blut in den Körper pumpen kann, zieht sich die Herzmuskulatur im rhythmischen Wechsel zusammen und erschlafft. Dazu müssen die Tätigkeiten der verschiedenen Herzteile aufeinander abgestimmt sein. Das geschieht durch elektrische Impulse, die im so genannten Sinusknoten, dem „natürlichen Herzschrittmacher", im rechten Herzvorhof entstehen und über ein Erregungsleitungssystem von den Nerven auf die Muskulatur verteilt werden.

Wie kann der Arzt die Herztätigkeit überprüfen?

Die elektrischen Vorgänge im Herzmuskel sind im Elektrokardiogramm (EKG) für den Kardiologen, den Facharzt für Herz- und Gefäß-Krankheiten, zu erkennen. Das EKG zeichnet die elektrischen

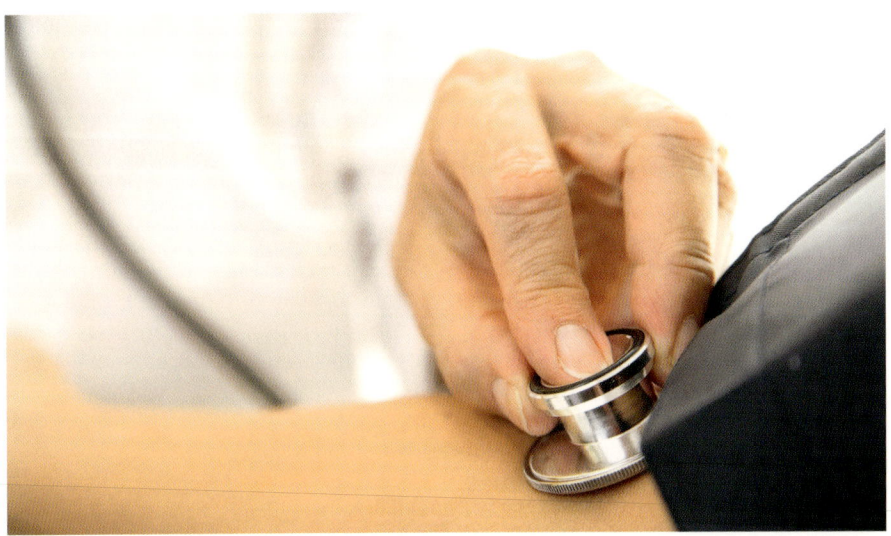

Veränderungen auf, die durch die Erregungsausbreitung, nicht durch die Kontraktion der Herzmuskeln selbst, entstehen. Es gibt unter anderem Auskunft über die Lokalisation von Herzinfarkten.

Herztöne (Schallwellen, die bei der Kontraktion und Erschlaffung des Herzens entstehen) und Herzgeräusche hört der Arzt mit dem Stethoskop ab. Ungewöhnliche Herzgeräusche können Hinweise auf eventuelle Erkrankungen des Herzens und der Herzklappen sein.

Der Arzt misst auch das Herzminutenvolumen. Füllung und Kontraktion des Herzens wiederholen sich beim Erwachsenen rund 70-mal in der Minute. Mit jedem Herzschlag pumpt das Herz 70 ml Blut in die Aorta. Das Herzminutenvolumen pro Minute beträgt also knapp fünf Liter, das entspricht etwa der gesamten Blutmenge des Menschen. Das zirkulierende Blutvolumen beträgt beim Erwachsenen durchschnittlich sieben Prozent seines Körpergewichts. Eine Zunahme des Herzminutenvolumens erhöht den Zufluss zum arteriellen System und damit den Blutdruck.

Welcher Arzt ist ideal für die Diagnostik und Therapie von Herz- und Gefäß-Krankheiten ausgebildet? In erster Linie der Facharzt für Kardiologie, der sich bestens mit solchen Krankheiten auskennt. Bei seltenen Formen der Fettstoffwechselstörungen ist es oftmals notwendig, eine Spezialambulanz für Fettstoffwechsel (Lipidambulanz) an einer Universitätsklinik aufzusuchen. Menschen, die unter Bluthochdruck leiden, sind bei einem Nephrologen, also dem Facharzt für Nieren- und Hochdruckkrankheiten, bestens aufgehoben. Der Gang zum Hausarzt oder Internisten ist für viele Patienten nicht ausreichend!

Das Transportsystem: die Blutgefäße

Das Blut erreicht über das Kreislaufsystem alle Organe und versorgt sie mit lebenswichtigen Stoffen. Ohne den Transport von Sauerstoff und Blutzucker sowie Eiweißen, Fetten, Vitaminen, Mineralien, Flüssigkeit, Stoffwechsel-Endprodukten und Schadstoffen könnte der menschliche Organismus nicht existieren. Dieser Transport findet über das Blutgefäßsystem und die Lymphgefäße statt. Das Blutgefäßsystem ist sozusagen die „Benzinleitung" des menschlichen Motors für Milliarden von Körperzellen, die versorgt werden müssen.

Die Strömung des Blutes hält den Kreislauf aufrecht. Durch die Pumpfunktion des Herzens gelangt das Blut über die Arterien zu den Organen. Von hier fließt es über Venen zum Herzen zurück. Der Gasaustausch findet in den Lungenbläschen statt. Hier wird Kohlendioxid über die Luft beim Ausatmen aus dem Blut ausgeschieden und Sauerstoff durch die Luft beim Einatmen in das Blut aufgenommen.

Arterien sind also Blutgefäße, die das Blut vom Herzen wegführen, Venen transportieren das Blut aus dem Körper zum Herzen zurück. Die Arterien transportieren sauerstoffreiches, die Venen sauerstoffarmes Blut. In den Arterien sind 20 Prozent des Blutvolumens des Menschen vorhanden. Die größte Arterie im menschlichen Organismus ist die als Hauptschlagader bezeichnete Aorta, die einen Durchmesser von drei Zentimetern aufweist.

Der Aufbau der Blutgefäßwand

Wie die Herzwand bestehen auch die Blutgefäßwände (der Arterien, aber auch der Venen) mit Ausnahme der kleinsten Blutgefäße (Kapillaren) aus drei Schichten: einer inneren Schicht (Intima), bestehend aus so genannten Endothelzellen mit anliegenden Bindegewebsfasern, einer mittleren Schicht (Media) und einer äußeren Schicht (Adventitia).

Die häufigste Veränderung der inneren Schicht der Arterien ist die Arteriosklerose. Sie ist gekennzeichnet durch unnatürliche Cholesterin-, Fett- und Mineralieneinlagerungen. Dies führt zu einem Elastizitätsverlust und Einengungen, im Extremfall bis zum völligen Gefäßverschluss.

Risikofaktoren für Herz und Gefäße

Einer der schwerwiegendsten Risikofaktoren für Herz und Gefäße ist das Rauchen. Aber schon nach zwei Jahren ohne Zigaretten können ehemalige Raucher sich freuen: Das Risiko für einen Herzinfarkt nähert sich bereits dem eines

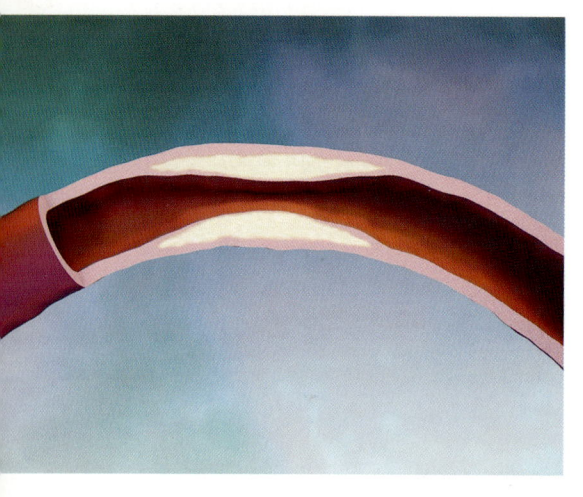

Nichtrauchers. Es lohnt sich also immer, mit dem Rauchen aufzuhören! Auch die Gewichtszunahme, zu der es im Rahmen der Rauchentwöhnung praktisch immer kommt, macht die Effekte nicht zunichte.

Fast 20 Millionen Menschen leiden an erhöhtem Blutdruck. Dennoch wird diesem wichtigen Risikofaktor noch immer nicht die notwendige Aufmerksamkeit beigemessen. Ein erhöhter Blutdruck tut in der Regel nicht weh, und daher wissen viele Menschen nichts davon. Kopfschmerzen können aber auch auf einen unbehandelten Bluthochdruck zurückzuführen sein. Hoher Blutdruck gefährdet die Blutgefäße, kann zum Schlaganfall führen und stellt eine Gefahr für die Augen und die Nieren dar.

Auch ein erhöhter Blutfettspiegel kann krankhafte Veränderungen der Blutgefäße auslösen. Die meisten Fettstoffwechselstörungen treten im Zusammenhang mit Übergewicht, Bewegungsmangel und einem erhöhten Alkoholkonsum auf.

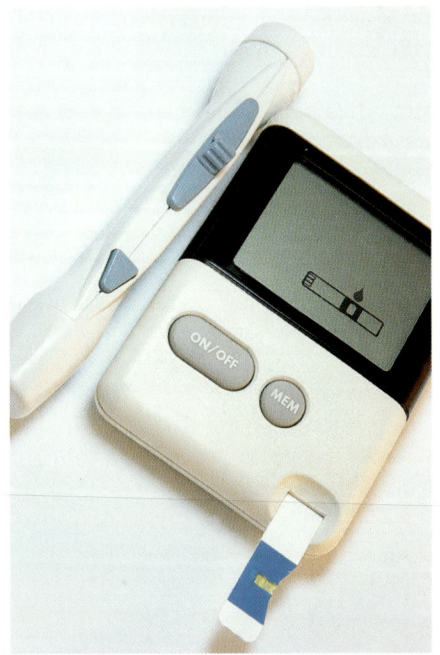

Diabetiker haben ein erhöhtes Risiko

Besonders Diabetiker sind von Erkrankungen der Blutgefäße betroffen, sie sollten in verstärktem Maße Vorsorge treffen. Die konsequente Behandlung und Normalisierung der Blutzuckerwerte helfen, einem Herzinfarkt oder Schlaganfall vorzubeugen. Bei Diabetikern ist die Einstellung des Blutdrucks mindestens so wichtig wie die Einstellung des Blutzuckers, denn die Gefäße des Diabetikers sind in besonderem Maße gefährdet. Das betrifft aber nicht nur die großen Gefäße des Herzens oder die hirnversorgenden Blutgefäße, sondern auch die kleinen Gefäße. Durch ihre Veränderung kommt es bei Diabetikern auch zur diabetischen Nierenschädigung und Augenschäden. Auch die Blutfettwerte sind bei Diabetikern häufig erhöht. Das trifft insbesondere auf die Triglyzeride zu, die bei Diabetikern oft zu hoch sind. Reaktiv kommt es in diesem Zusammenhang auch zu einer Erniedrigung des HDL und einer Erhöhung des LDL.

Ähnliches gilt für Menschen mit Herzrhythmusstörungen. Eine spezielle Form von Herzrhythmusstörungen, das so genannte Vorhofflimmern, kann zu einer koronaren Herzerkrankung (KHK = krankhafte Veränderung der Koronararterien) oder einem Herzinfarkt führen. Herzrhythmusstörungen wie auch Diabetes können medikamentös gut behandelt werden. Wer einen gesunden Lebensstil pflegt und dabei vor allem auf seine Gefäße achtet, kann mit großer Wahrscheinlichkeit ein hohes Alter bei guter Gesundheit erreichen! Menschen, bei denen einer oder mehrere dieser Faktoren zutreffen, sollten unbedingt Vorsorgemaßnahmen treffen und die Anzahl ihrer Risikofaktoren schrittweise verringern.

Risikofaktoren für Herz-Kreislauf-Erkrankungen

Bluthochdruck, Fettstoffwechselstörungen, chronische Nierenerkrankungen, Herzerkrankungen, bestimmte Medikamente (z. B. Rheumamittel, Antibabypille), hormonelle Störungen, familiäres Risiko, Übergewicht und Fehlernährung, Alkohol, Diabetes mellitus, Bewegungsmangel, Alter, Rauchen, Stress.

Herzinfarkt und was dazu führen kann

Erhöhter Blutdruck kommt in unserer Wohlstandsgesellschaft sehr häufig vor. Fast 20 Millionen Menschen in Deutschland sind davon betroffen. Die meisten von ihnen wissen aber nichts von ihrer Krankheit, da sie zunächst keinerlei Beschwerden verursacht. Der Arzt stellt den erhöhten Blutdruck oft nur zufällig, bei einer Routineuntersuchung, fest. Die Hypertonie ist eine der Hauptursachen für schwere, oftmals tödlich verlaufende Herz-Kreislauf-Erkrankungen. Über die Hälfte der Menschen mit Bluthochdruck entwickeln eine Arteriosklerose. Wenn zudem noch weitere Risikofaktoren wie beispielsweise Rauchen, Diabetes oder erhöhte Blutfettwerte hinzukommen,

steigt die Gefahr, einen Herzinfarkt zu erleiden. Lassen Sie es nicht so weit kommen!

Risikofaktoren für Herzinfarkt und Gefäßverschlüsse

Bluthochdruck, Arteriosklerose, Fettstoffwechselstörungen, Diabetes mellitus, Vorhofflimmern (Rhythmusstörungen), Rauchen, Alkohol, Fehlernährung und Übergewicht, Bewegungsmangel, familiäres Risiko, Alter, Stress.

Risikofaktor Bluthochdruck

Der größte Feind der Blutgefäße ist ein hoher Blutdruck (Hypertonie). Bei einem gesunden Menschen pumpt das Herz über die Gefäße den Blutstrom in die Organe des Körpers und stellt dabei durch ständigen Ausgleich einen optimalen Versorgungsdruck her. Grundsätzlich herrscht dabei in den Arterien, durch die das Blut zu den Organen fließt, ein höherer Druck (= Blutdruck) als in den Venen, durch die das Blut die Organe verlässt.

Werden die Blutgefäße durch Ablagerungen verengt oder starr, können die verschiedenen Regionen des Körpers nicht mehr optimal versorgt werden. Das Herz versucht nun, die Engpässe durch eine stärkere Pumparbeit auszugleichen. Dadurch steigt die Blutdruckbelastung an.

Menschen mit hohem Blutdruck haben häufig eine rötliche Gesichtsfarbe und schwitzen leicht. Ein erhöhter Blutdruck verursacht zunächst keine oder kaum wahrnehmbare Beschwerden. Daher wird er oft erst erkannt, wenn bereits die Gefäße geschädigt sind und sich Anzeichen für eine Herz-Kreislauf-Erkrankung bemerkbar machen:

- Atemnot,
- Schwindel,
- Ohrensausen,
- Brustenge oder
- Kopfschmerzen.

Permanenter Bluthochdruck lässt die Gefäße vorzeitig altern, macht sie starr und brüchig – ein Herzinfarkt oder ein Schlaganfall ist häufig die lebensbedrohliche Folge. Darum gilt: Ein erhöhter Blutdruck ist in jedem Fall behandlungsbedürftig!

Die Diagnose sollte über eine 24-Stunden-Blutdruckmessung erfolgen. Zur Verlaufskontrolle sollte diese Messung ebenfalls durchgeführt werden. Für Bluthochdruckpatienten ist die regelmäßige Selbstmessung des Blutdrucks genauso wichtig, wie die Blutzuckermessung für Diabetiker. Wichtig ist es auch, die Werte in einem Tagebuch zu notieren und dieses zum Arztbesuch mitzunehmen, damit der Arzt die Effektivität der Therapie nachvollziehen kann.

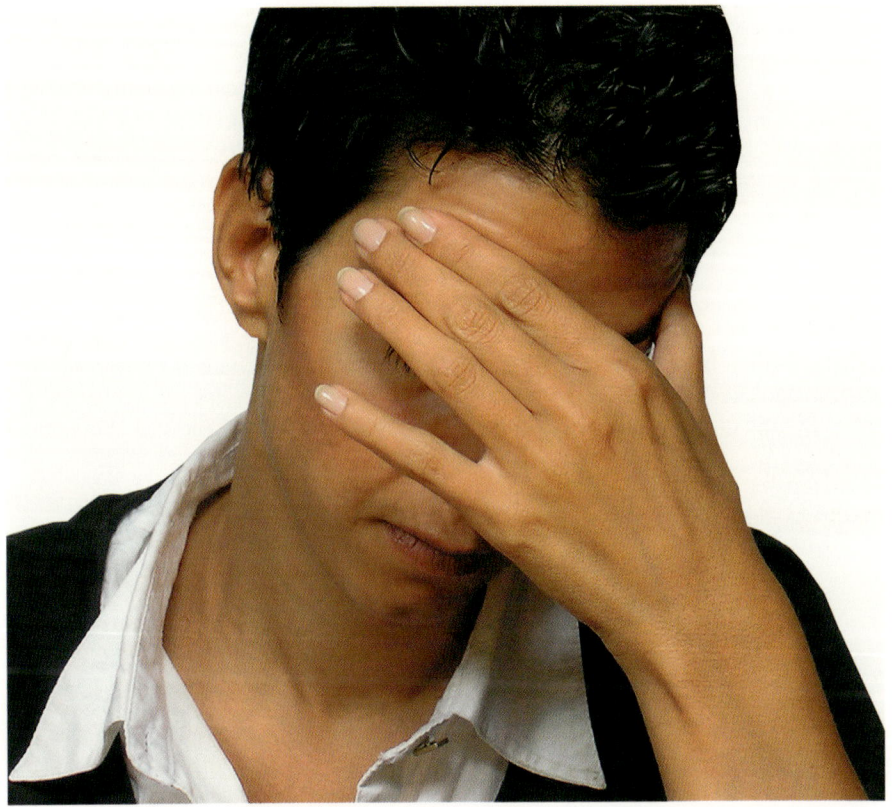

Wie wird der Blutdruck gemessen?

Hoher Blutdruck ist einfach und völlig schmerzlos durch eine Blutdruckmessung, in der Regel mit einer Armmanschette, feststellbar. Wenn der Herzmuskel sich zusammenzieht und Blut ausstößt (diesen Vorgang nennt man Systole), ist der Druck besonders hoch. Daher nennt man diesen oberen Wert (1. Wert) den systolischen Blutdruck. Zwischen zwei Herzschlägen, wenn das Herz erschlafft und sich wieder mit neuem Blut füllt (bei der so genannten Diastole), ist der Blutdruck niedriger. Dieser untere Wert (2. Wert) heißt diastolischer Blutdruck. Beide Werte werden bei der Blutdruckmessung festgestellt. Oftmals steht hinter den Blutdruckwerten die Abkürzung mmHg: Die ersten Blutdruckmessgeräte hatten eine Quecksilbersäule (Hg = Quecksilber), an deren Höhe man die Druckentwicklung in Millimetern ablesen konnte. Beispiel: 120 mmHg/80 mmHg, man sagt: ein Blutdruck von 120 zu 80.

Wie hoch sollte der Blutdruck sein?

Als Normalbereich beim Erwachsenen gilt ein oberer Wert von 100 bis 130 mmHg und ein unterer Wert von 60 bis 80 mmHg. Die Blutdruckdifferenz zwischen Systole und Diastole beträgt unge-

fähr 50 mmHg. Diese Werte gelten für den Ruhezustand. Sie können bei körperlicher oder psychischer Belastung erheblich schwanken. Daher sollte die Diagnose Hypertonie prinzipiell nur nach einer 24-Stunden-Blutdruckmessung geschehen. Dabei erhält der Patient ein Messgerät mit einer Manschette, das die Blutdruckergebnisse über 24 Stunden misst und speichert.

Was beeinflusst den Blutdruck?

Die Höhe des Blutdrucks hängt von verschiedenen Faktoren ab. Wichtig ist insbesondere unsere Aktivität, denn je mehr unsere Muskeln arbeiten müssen, desto mehr Blut muss das Herz durch die Adern pumpen, und damit steigt der Blutdruck. Situationsbedingt darf der Blutdruck dann sogar ansteigen. Das trifft beispielsweise zu, wenn Sie dem Bus hinterherlaufen müssen oder sich beim Sport verausgaben. Ein vorübergehender Bluthochdruck kann auch psychische Ursachen haben: Wenn Sie sich über Ihren Chef aufregen, sorgen Hormone dafür, dass Ihr Blutdruck steigt. Sogar Werte über 200 mmHg sind dann kurzfristig möglich und durchaus noch normal.

Für die Höhe des Blutdrucks ist zudem entscheidend, wie viel Widerstand

Blutdruck-Bewertung

	systolischer Blutdruck	diastolischer Blutdruck
Normaler Blutdruck	< 130 mmHg	85 mmHg
Milde Hypertonie	140–159 mmHg	90–99 mmHg
Mittlere Hypertonie	160–179 mmHg	100–109 mmHg
Schwere Hypertonie	180–209 mmHg	110–119 mmHg
Schwerste Hypertonie	> 210 mmHg	120 mmHg

die Arterien dem Blut entgegensetzen: Sind die Gefäße verkalkt, ist ihr Durchmesser kleiner und dadurch steigt der Druck. Ein gesundes Blutgefäß kann durch die Gefäßmuskulatur den Durchmesser aktiv verkleinern und vergrößern. Ein „verkalktes" Gefäß kann das nicht. In ihm ist der Druck immer hoch.

Ein weiterer bestimmender Faktor für den Blutdruck ist die Blutmenge im Körper: Viel Blut bedeutet höherer Blutdruck. Dieser Aspekt spielt besonders bei übergewichtigen Personen eine entscheidende Rolle. Eine Änderung der Lebens- und Ernährungsweise ist hier besonders wichtig, um den Blutdruck zu normalisieren. In sehr vielen Fällen ist eine medikamentöse Therapie nicht notwendig, oder die Dosis der Medikamente kann zumindest verringert werden. Damit werden auch gleichzeitig viele Nebenwirkungen der Antihypertensiva – also der blutdrucksenkenden Medikamente – verringert oder sogar ausgeschaltet.

Kalium hat einen blutdrucksenkenden Effekt. Daher sollten Hypertoniker reichlich davon aufnehmen. Der Mineralstoff ist insbesondere in Gemüse, reichlich in Kartoffeln und Obst enthalten. Außerdem scheint eine erhöhte Magnesiumaufnahme den Blutdruck zu senken. Gleiches gilt für Omega-3-Fettsäuren. Übergewicht und Alkohol erhöhen den Blutdruck.

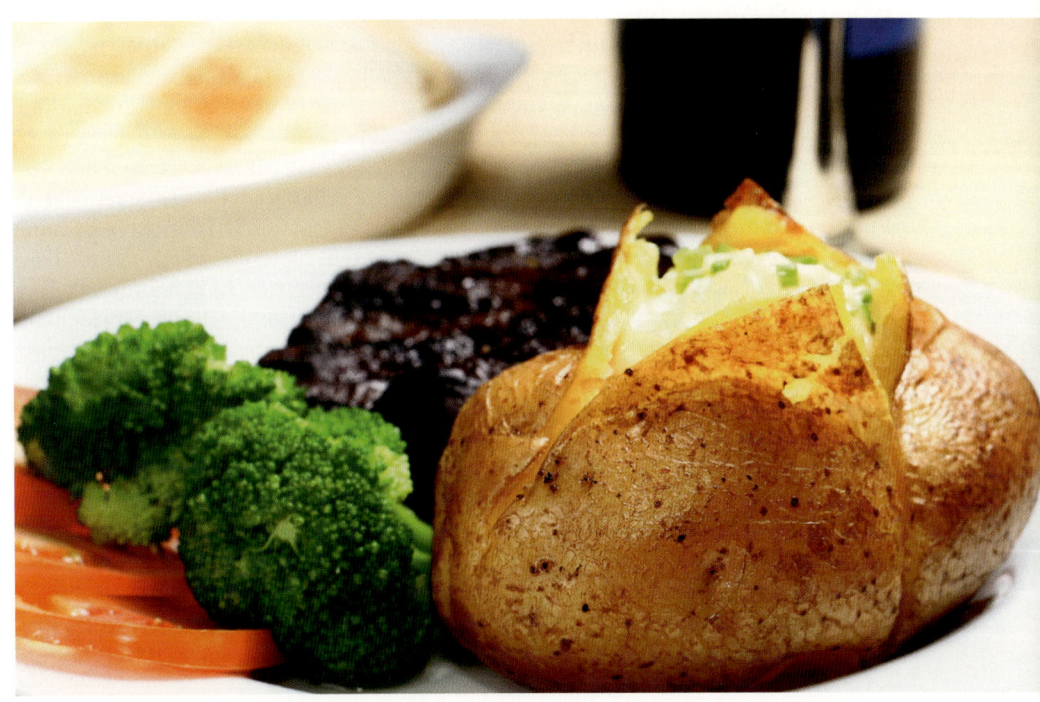

Welche Ursachen hat die Hypertonie?

Bei manchen Menschen ist der Bluthochdruck die Folge einer Krankheit. Das nennt der Arzt sekundären Hypertonus. Am häufigsten wird diese Form durch Nierenerkrankungen, hormonelle Störungen und Diabetes mellitus hervorgerufen. Jedoch haben nur zehn Prozent der Bluthochdruckpatienten eine sekundäre Hypertonie.

Viel häufiger ist die so genannte primäre oder auch essentielle Hypertonie. Diese Form des Bluthochdrucks ist dadurch gekennzeichnet, dass der Arzt keine organische Ursache finden kann. Meist sind ungünstige Lebensbedingungen wie Überernährung, Rauchen, Stress und Bewegungsmangel die Gründe. Versuchen Sie diese vier Sünden zu vermeiden! Weitere Risikofaktoren für den essentiellen Bluthochdruck sind Alkohol, oft auch eine erblich bedingte Veranlagung sowie Arteriosklerose (Arterienverkalkung).

Behandlung der Hypertonie

In erster Linie muss der Arzt prüfen, ob hinter der Hypertonie eine ursächliche Krankheit steckt. Kann er diese finden und behandeln, normalisiert sich der Blutdruck. Liegt jedoch eine essentielle Hypertonie vor, hilft eine medikamentöse Therapie – und natürlich eine Umstellung der Lebensgewohnheiten! Die Wahrscheinlichkeit ist groß, dass mit dem Übergewicht auch der erhöhte Blutdruck schwindet. Bewegung, weniger Stress und der Verzicht auf Alkohol und Zigaretten gehören ebenfalls zu den blutdrucksenkenden Maßnahmen.

Wichtig ist eine pflanzenorientierte Kost sowie die richtige Wahl der Fette. Vorzuziehen sind Fette mit einem hohen Anteil an ein- und mehrfach ungesättigten Fettsäuren, insbesondere Omega-3-Fettsäuren (siehe Seite 44). Oft reichen jedoch die geschilderten Maßnahmen nicht aus, den Blutdruck auf Normalwerte zu bringen. Dann ist es erforderlich, Medikamente einzunehmen. Wichtig ist, dass die Wirkung von Ernährungs- und Lebensstilfaktor-Änderungen nicht so rasch wirken wie Medikamente. Daher sollte einige Wochen abgewartet werden, ob beispielsweise eine Gewichtsreduktion ausreichend blutdrucksenkende Effekte hat. Oft kann ganz auf Medikamente verzichtet werden. Damit kommt es auch weniger zu belastenden Nebenwirkungen.

Risikofaktor Arteriosklerose

Die Arteriosklerose ist die häufigste krankhafte Veränderung der Arterien, die sich aus einer chronischen Entzündung der Innenwand der Arterie entwickelt. Die Gefäße verhärten, verengen und verlieren ihre Elastizität – sie „verkalken". Im Laufe der Jahre werden bestimmte Blutfette in die Gefäßwände eingelagert, und es bilden sich so genannte Plaques. Diese „verkalken", und das führt zu Verengung der Arterien. Außerdem verlieren die Blutgefäße durch die Ablagerungen an Elastizität. Insgesamt kann das Blut nicht mehr ungehindert fließen und das Gewebe entsprechend mit Nährstoffen sowie Sauerstoff versorgen.

Ist ein Gefäß, das das Gehirn mit Blut versorgt, betroffen, so kann es zum Schlaganfall kommen. Sind die Herzkranzgefäße von Arteriosklerose betroffen und verschließen sie sich, droht ein Herzinfarkt.

Alle Funktionseinschränkungen der Herzkranzgefäße fallen unter den Sammelbegriff „koronare Herzkrankheit" (KHK). Dazu zählt auch die Angina pectoris, die mit Atemnot und Engegefühl um den Brustkorb herum Todesangst erzeugt und oft die Vorstufe zum Infarkt ist.

Frühwarnzeichen, mit denen sich arteriosklerotische Krankheiten ankündigen, sind leider selten. Kommt es erst einmal zu Herzbeschwerden, Atemnot, Durchblutungsstörungen der Beine und kleinen Schlaganfällen, ist die Gefäßverkalkung in der Regel schon weit vorangeschritten. Bei Diabetikern kommt es durch die diabetesbedingte Nervenschädigung oft zu so genannten stummen Herzinfarkten. Das heißt, dass der Patient davon nichts bemerkt.

Risikofaktoren für Arteriosklerose

Nicht beeinflussbar: Alter (mit zunehmendem Alter steigt das Risiko), männliches Geschlecht (Frauen haben ab dem Klimakterium ein nahezu genauso hohes Risiko wie Männer), genetische Veranlagung, Strömungsabriss an Gefäßverzweigungen.

Beeinflussbar: Bewegungsmangel, Unsportlichkeit, Übergewicht, Adipositas, Rauchen, hoher LDL-Cholesterinspiegel, erhöhte Triglyzeride, schlecht eingestellter Diabetes mellitus, Bluthochdruck, Hyperurikämie und Gicht.

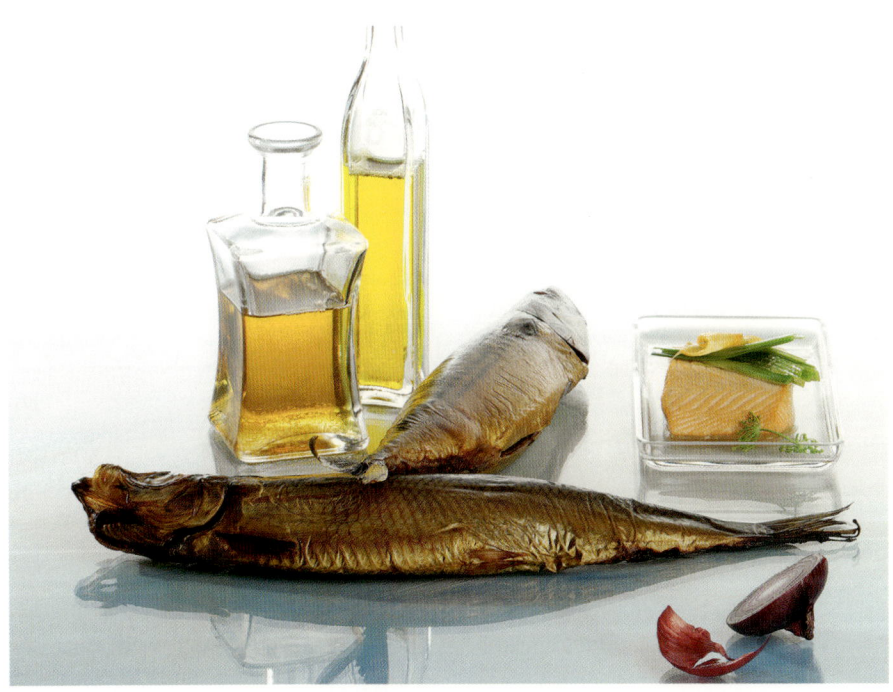

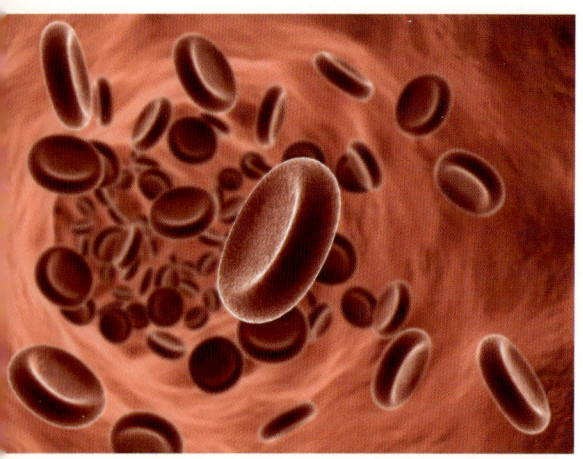

Wie entsteht Arteriosklerose?

Unsere Arterien sind innen mit einer feinen Schicht aus dünnen Zellen ausgekleidet – dem Endothel. Substanzen im Blut wie LDL-Cholesterin (siehe Seite 45) oder Sauerstoffradikale schädigen die Endothelzellen, die sich schließlich entzünden. Das macht die Arterienwände rau. Der Körper versucht zu reparieren und legt eine Schicht darüber. Dadurch wird das Gefäß enger. Durch die wiederholte Entzündung wird das Endothel immer anfälliger und durchlässiger, immer mehr Cholesterin kann in die Gefäßwand eindringen. Je höher der LDL-Spiegel und je niedriger der HDL-Spiegel, desto höher ist das Arteriosklerose-Risiko.

Risiken und Folgeerkrankungen einer Arteriosklerose

Fett und Cholesterin können im menschlichen Organismus nur verpackt transportiert werden. Um dieses Problem zu lösen, produziert der Körper zum Fett- und Cholesterintransport Lipoproteine. Zu viel Fett in Form von Lipoproteinen im Blut führt im Verlauf der Jahre dazu, dass auch diese in die Gefäßwände von Arterien eingelagert werden. Reißt eine Wand, werden fettreiche Schaumzellen freigesetzt. Als Fettthrombus oder Fettpfropfen können sie das Gefäß schlagartig verschließen. Es kommt zum Schlaganfall, Herzinfarkt oder zum Verschluss anderer Arterien.

Durch die oben beschriebenen Prozesse verschwindet also nach und nach die normale Endothelschicht, es lagern sich zusätzlich Blutplättchen (Thrombozyten) an, die sich zu einem Blutgerinnsel zusammenballen können. Besonders gefährlich wird es, wenn sich dieses Blutgerinnsel löst und an anderer Stelle ein Arterie komplett verschließt (Embolie): Der Blutfluss wird gestoppt – jetzt besteht akute Lebensgefahr. Die Symptome treten plötzlich auf und können u. a. sein:

- blitzartig auftretende Schmerzen,
- auffällige Blässe, zum Beispiel des betroffenen Beins,
- Missempfindungen, Kribbeln,
- keine Pulse tastbar,
- (Halbseiten-)Lähmung,
- Schock,
- Blut im Urin,
- Lendenschmerz,
- Bauchschmerzen mit Übelkeit und Erbrechen.

Eine dauerhaft bestehende Arteriosklerose kann Arterien aber auch ganz allmählich und vor allem fast unmerklich – das ist das Gefährliche daran – an verschiedenen Stellen des Körpers verschließen. Man spricht dann von einer chronischen arteriellen Verschlusskrankheit. Beschwerden, die in den meisten Fällen die unteren Extremitäten betreffen, treten oft erst auf, wenn etwa 90 Prozent des Gefäßes verschlossen sind.

Warnsymptome für einen chronischen Gefäßverschluss:

- zeitweiliges Taubheitsgefühl in Füßen und Zehen,
- häufige Kältegefühle in den äußeren Extremitäten,
- Wadenschmerzen beim Gehen und im Ruhezustand,
- Wachstumsstörung der Beinbehaarung und Fußnägel,
- schlechte Wundheilung,
- Impotenz und Erektionsstörung,
- Geschwüre und Entzündungen,
- rötliche bis dunkelblau/schwarze Hautverfärbungen,

Behandlung der Arteriosklerose

Die Behandlung einer Arteriosklerose besteht vor allem darin, die Risikofaktoren auszuschalten. Ein Betroffener sollte also dringend auf das Rauchen und auf Alkohol verzichten und Übergewicht abbau-

en. Regelmäßige Bewegung und eine Umstellung der Ernährung sind hier notwendig. Wichtig sind eine pflanzenorientierte Kost sowie die richtige Wahl der Fette. Vorzuziehen sind Fette mit einem hohen Anteil an ein- und mehrfach ungesättigten Fettsäuren, insbesondere Omega-3-Fettsäuren (siehe Seite 44). Ebenso muss ein vorliegender Diabetes mellitus gut eingestellt sein und ein Bluthochdruck behandelt werden.

Erkrankungen der Venen

Venen sind Blutgefäße, die das Blut zum Herzen führen. Sie transportieren in der Regel sauerstoffarmes Blut. Dieses ist dunkler als sauerstoffreiches. Daher scheinen Venen unter der Haut auch bläulich. Der Blutdruck in den Venen ist deutlich niedriger als der in den Arterien. Venen und Arterien bilden einen Kreislauf. Das

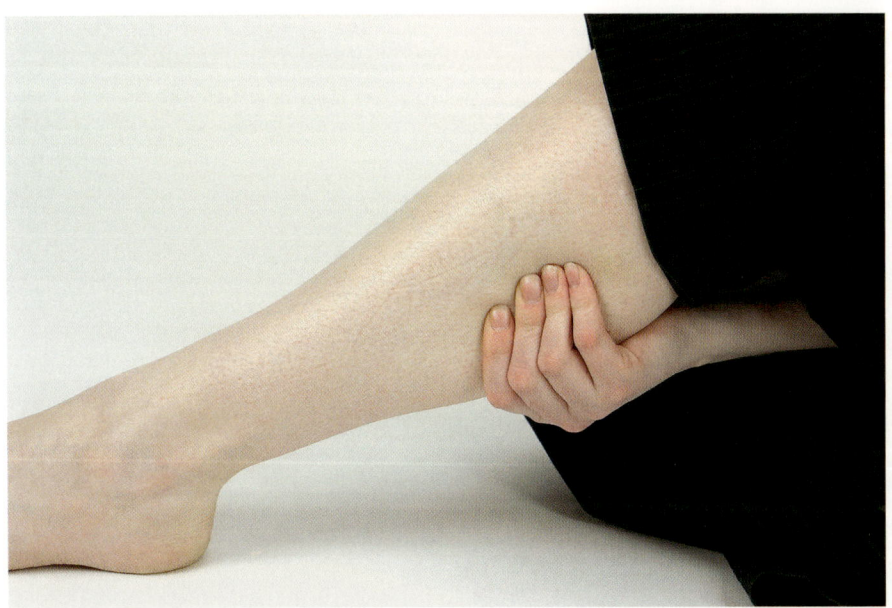

Blut wird insbesondere durch das Herz, das als Pumpe funktioniert, bewegt.

Zu den Erkrankungen der Venen zählen Besenreiser und Krampfadern (Varikosis). Krampfadern sind unregelmäßig schlauchförmig ausgeweitete und geschlängelte oberflächliche Venen, die vor allem bei Frauen nach mehreren Schwangerschaften, durch langjähriges Stehen oder Sitzen im Beruf und/oder durch Alkoholkonsum entstehen.

Symptome von Krampfadern sind:
- müde schwere Beine,
- Schwellungen, Ödeme,
- Schmerz,
- Kribbeln,
- Krämpfe,
- juckende Hautschuppen,
- Ekzem.

Viele Menschen leiden unter schweren Beinen. Hier kommt es auch zum Übergang von Flüssigkeit aus den Beinvenen in das umliegende Gewebe. Diese Wasseransammlung bezeichnet der Arzt als Ödeme. Durch den Venenstau, der oftmals auch auf eine zu geringe Ausbildung der Beinmuskulatur zurückzuführen ist, kann es zu Venenentzündungen und einem offenen Bein kommen.

Sportliche Betätigung, kalte Beinduschen und Wechselduschen schaffen bei Varikosis Abhilfe. Legen Sie Ihre Beine so oft wie möglich hoch und vermeiden Sie Hitze. Enge, hohe Schuhe und enge Kleidung verschlimmern die Symptome – achten Sie also auf bequeme Schuhe und Kleidung. Auch eine Gewichtsabnahme und der Verzicht auf Alkohol und Zigaretten verbessern die Beschwerden.

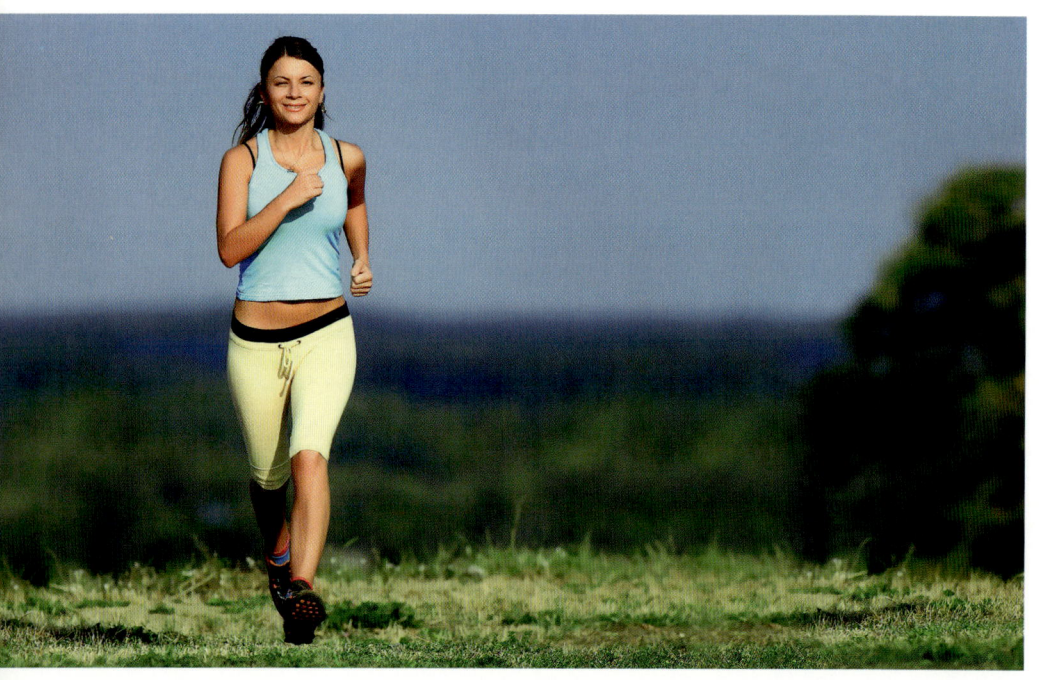

Bei ausgeprägten Krampfadern wird der Arzt Kompressionsstrümpfe verschreiben, eventuell auch die operative Entfernung der erkrankten Vene vorschlagen.

Auch bei Venen – meist in den Beinvenen – kann ein Gefäßverschluss auftreten und wird als Beinvenenthrombose bezeichnet. In der Vene ist aufgrund von Durchblutungsstörungen, einer erhöhten Zähflüssigkeit des Blutes oder durch die Therapie mit weiblichen Sexualhormonen (Östrogenen) oder eine Schwangerschaft in einer tiefgelegenen Beinvene ein Blutpfropf (Thrombus) entstanden. Auch durch langes Sitzen (z. B. im Flugzeug) oder Liegen (z. B. aufgrund von Erkrankungen) kann sich ein solcher Thrombus bilden.

Hauptursachen der Venenthrombose sind:
- Veränderung der Venenwand durch Verletzung, Operation, Venenentzündungen oder Venenalterung,
- Verlangsamung der Blutströmung, z. B. durch langes Sitzen, Liegen, Druck auf die Venen,
- gesteigerte Blutgerinnung, z. B. durch Antibabypille und Rauchen.

Die akut auftretende Beinvenenthrombose ist die dramatischste Venenerkrankung, denn es besteht immer auch die Gefahr, dass sich das Blutgerinnsel löst und in der Lunge festsetzt (Lungenembolie). Eine Lungenembolie verläuft meist tödlich.

Symptome der Beinvenenthrombose sind:
- Schwere und Spannungsgefühl im Bein,
- ziehende Schmerzen,
- Schwellung,
- Überwärmung,
- bläulich glänzende Haut,
- Fieber,
- Pulsanstieg.

Achtung: Bei Symptomen einer Beinvenenthrombose ist sofort ein Arzt zu rufen. Es liegt ein medizinischer Notfall vor! Lagern Sie die Beine hoch und warten Sie auf den Arzt.

Bei Schlaganfall besteht Lebensgefahr

Vor allem bei ausgeprägter Arteriosklerose der Halsschlagader und der davon ausgehenden hirnvorsorgenden Äste kann eine kritische Verengung oder ein akuter Gefäßverschluss durch einen Thrombus (Blutgerinnsel) zu einem Schlaganfall (Apoplex) führen. Als Apoplex bezeichnet der Arzt die plötzlich auftretende Erkrankung des Gehirns, die zu einem anhaltenden Ausfall von Funktionen des Zentralen Nervensystems führt und durch Störungen der Blutversorgung des Gehirns verursacht wird.

Bluthochdruck und Arteriosklerose sind die Hauptrisikofaktoren für einen Schlaganfall. Daher ist auch die optimale Behandlung des Blutdrucks zur Vorbeugung des Schlaganfalls von besonderer Wichtigkeit. Da es bei Menschen erneut zu einem Schlaganfall kommen kann, muss der Blutdruck langfristig optimiert werden.

Symptome eines Schlaganfalls sind:

- Sehstörung auf einem oder beiden Augen, z. B. Doppelbilder,
- Gesichtsfeldausfall,
- Schwindel,
- Gangstörung,
- Gleichgewichts- oder Koordinationsstörung,
- anhaltendes Taubheitsgefühl im Arm oder Bein,
- Lähmung oder Schwäche im Gesicht, evtl. auch an Arm oder Bein, insbesondere auf einer Körperhälfte,
- Verwirrung, Sprach-, Schrift- oder Verständnisstörung,
- extremer Kopfschmerz.

Die Symptome treten in der Regel plötzlich auf.

Menschen, bei denen plötzlich eines oder mehrere dieser Warnzeichen auftreten, müssen schnellstmöglich in die Klinik, um eine optimale Therapie zu erhalten. Bis der Notarzt eintrifft, sollte die betroffene Person mit erhöhtem Oberkörper gelagert werden, sie darf nichts essen oder trinken!

Einem Schlaganfall können Sie gut vorbeugen, indem Sie sich mehr bewegen und eine gefäßgesunde Ernährung einhalten. Beugen Sie einem Bluthochdruck und einer Arteriosklerose vor – das ist auch die beste Schlaganfallprophylaxe.

Herzinfarkt – was ist das?

Der Herzinfarkt – in der medizinischen Fachsprache Myokardinfarkt – ist ein akut lebensbedrohlicher Zustand, bei dem Teile des Herzmuskelgewebes absterben. Dieser Gewebsuntergang wird als Infarkt bezeichnet, Myokard ist der Fachausdruck für den Herzmuskel.

Was führt zu einem Infarkt? Wenn es zu einem Verschluss einer oder mehrerer verkalkter Herzkranzarterien kommt, das heißt, kein Blut mehr durch das Gefäß fließen kann, wird das hinter dem Verschluss liegende Herzmuskelgewebe nicht mehr ausreichend mit Sauerstoff und Nährstoffen versorgt und das betroffene Herzmuskelareal stirbt ab. Das muss aber nicht heißen, dass das Herz dann gar nicht mehr arbeiten kann. Es kommt auf die Größe der verstopften Arterie an: Je größer die Arterie war, desto mehr Herzmuskel stirbt ab und desto größer ist die Beeinträchtigung der Herzfunktion. In der Akutphase des Myokard-

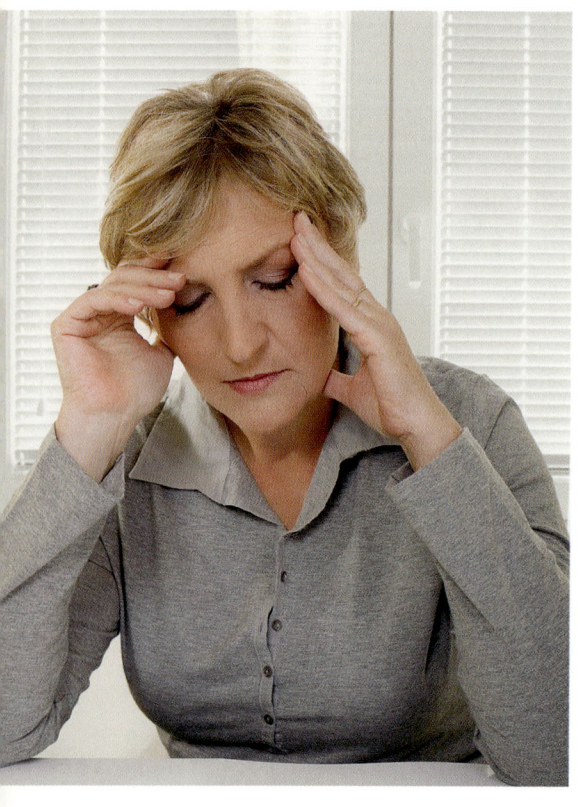

infarktes kommt es deswegen in vielen Fällen auch zu Herzrhythmusstörungen und zum gefährlichen Kammerflimmern.

Jedes Jahr erleiden in der Bundesrepublik Deutschland Tausende von Menschen einen Herzinfarkt, den nicht alle überleben. Viele Betroffene könnten jedoch gerettet werden, wenn sie rechtzeitig in die Klinik kämen, denn neuere Methoden der Infarktbehandlung wie die Thrombolyse (Auflösung eines Thrombus) sind nur in den ersten Stunden voll wirksam. Aber die beste Möglichkeit, den plötzlichen Herztod zu vermeiden, ist, dem Herzinfarkt vorzubeugen!

Frühwarnsymptome eines drohenden Herzinfarkts

Ein akuter Herzinfarkt kündigt sich in vielen Fällen mit vorhergehenden Angina-Pectoris-Beschwerden an. Eine Angina pectoris zeigt sich in einem beklemmenden Schmerz – einem Gefühl der Brustenge, das durch Sauerstoffmangel verursacht wird. Der Schmerz wird meist als dumpfer Druck, oft auch als Ziehen, als brennend oder stechend empfunden. Er kann hinter dem Brustbein sitzen, den Hals einschnüren, aber auch auf den Oberbauch drücken. Oder aber er strahlt in die Schultern, den linken Arm oder in den Rücken aus.

Angina pectoris tritt zunächst bei körperlicher Anstrengung, bei Aufregung, auch nach einem zu üppigen Essen oder bei Kälte auf. Die Schmerzen vergehen nach einigen Minuten wieder. Wenn eine Angina pectoris auch in Ruhe auftritt, wird es kritisch: Ein Herzinfarkt kann sich jederzeit ereignen. Zur Vorbeugung ist dann eine stationäre Behandlung im Krankenhaus sinnvoll.

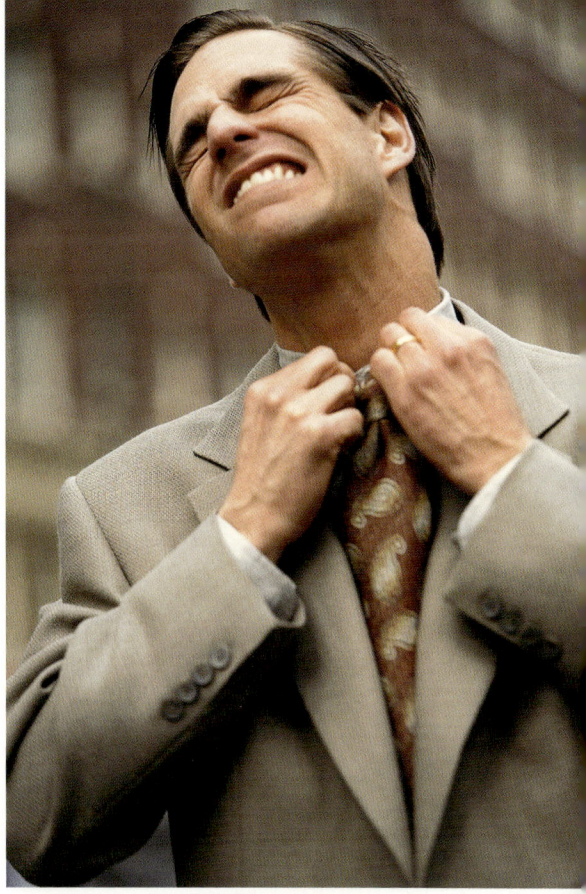

Symptome eines Herzinfarkts

Ein akuter Herzinfarkt verursacht ähnliche Schmerzen wie bei einem Angina-Pectoris-Anfall, die jedoch wesentlich heftiger sind. Sie dauern meist über 30 Minuten an und nehmen dabei an Intensität zu.

Das Leitsymptom des Herzinfarktes ist ein plötzlich auftretender, länger anhaltender und in der Regel besonders heftiger Schmerz im Brustbereich, der aber auch in die Schultern, Arme, den Unterkiefer und den Oberbauch ausstrahlen kann. Er wird häufig von Schweißausbrüchen, Übelkeit und sogar Erbrechen begleitet.

Bei rund einem Viertel der Patienten treten jedoch nur geringe oder keine Beschwerden auf. Das wird dann als stummer Infarkt bezeichnet, der besonders bei Diabetikern, die oft unter einer Nervenschädigung (diabetischen Polyneuropathie) leiden, auftritt.

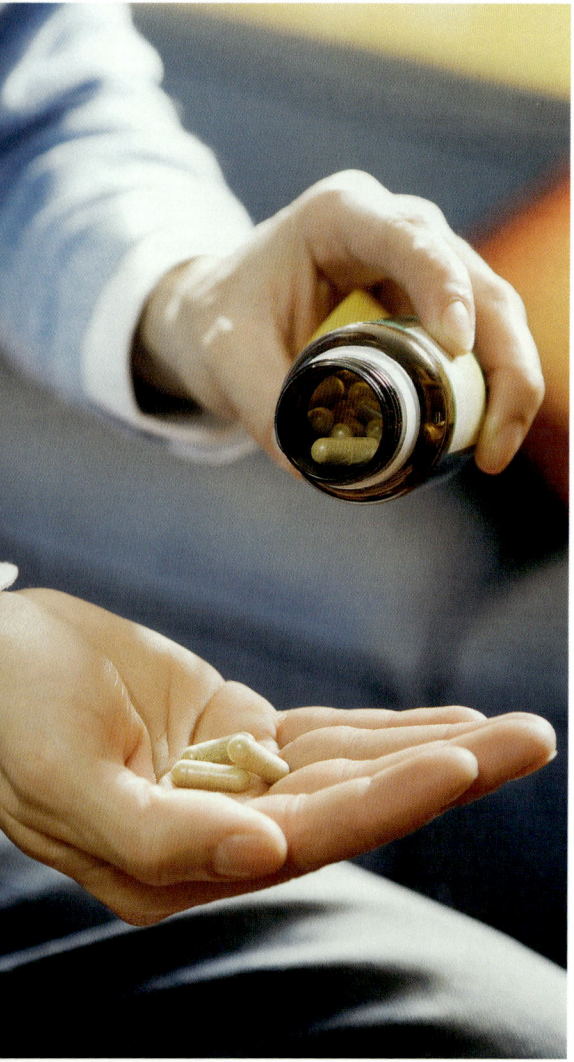

Die einzelnen Symptome können individuell jedoch sehr unterschiedlich ausgeprägt sein.

Jeder Angina-Pectoris-Anfall, der länger als eine Viertelstunde anhält und ungewöhnlich heftig schmerzt, ist auch ohne Begleitsymptome infarktverdächtig. Rufen Sie unbedingt den Notarzt! Je rascher der Arzt eingreift, desto besser sind die Aussichten für den Betroffenen.

Herzinfarktsymptome sind:
- beklemmendes Engegefühl im Brustbereich,
- dumpfer Druck, Ziehen oder stechender Schmerz im Brustbereich,
- Schmerzen, die in den linken Arm oder in den Rücken, in den Bauch, zwischen die Schulterblätter und in den Unterkiefer ausstrahlen,
- Übelkeit oder Erbrechen,
- fahle Gesichtsfarbe,
- kalter Schweiß,
- Herzklopfen,
- Atemnot,
- plötzlicher Kreislaufzusammenbruch,
- Bewusstlosigkeit,
- Unruhe,
- Todesangst.

Therapie eines Herzinfarkts

Die Ärzte entscheiden so schnell wie möglich, ob eventuell Medikamente ausreichen, die Gefäßverstopfung aufzulösen, oder ob das verschlossene Gefäß mit einem so genannten Ballonkatheder wieder durchgängig gemacht wird. Hierbei wird vom Arzt ein Katheder (eine dünne Sonde) über die Aorta eingeführt und unter Röntgenkontrolle an die verengte Gefäßstelle gebracht. Anschließend wird der Ballon unter sehr hohem Druck aufgeblasen. Dadurch weitet sich die verengte Stelle und das Blut kann wieder ungehindert durch die Arterie fließen. Diese Therapie wird unter örtlicher Betäubung durchgeführt. Der Katheder wird in der Regel in der Leistengegend eingebracht und bis zur Engstelle vorgeschoben. Um das geweitete Gefäß offen zu halten, ist eine medikamentöse Therapie, Bewegungstherapie und eine gesunde Ernährung wichtig.

Das Risiko, nach einem ersten, überstandenen Herzinfarkt innerhalb der nächsten fünf Jahre einen weiteren, vielleicht tödlichen, zu erleiden, ist groß. Neben der Veränderung des Lebensstils, vor allem der Ernährung, spielen die medikamentöse Therapie und andere ärztliche Maßnahmen wie beispielsweise eine Bypass-Operation (die oft auch zur Herzinfarkt-Prophylaxe durchgeführt wird) eine entscheidende Rolle. Bei dieser Operation werden verengte Gefäßabschnitte der Herzkranzgefäße beispielsweise durch das Einpflanzen von passenden Venenstücken vom Unterschenkel überbrückt.

Es kann nicht oft genug betont werden: Vorbeugen ist einfacher und besser als heilen! Und falls Sie schon einen ersten Herzinfarkt hinter sich haben – lassen Sie es zu keinem zweiten kommen. Ein neuer Lebens- und Ernährungsstil, wie in diesem Buch angeregt, hilft Ihnen, in der Zeit nach dem Infarkt schneller wieder auf die Beine zu kommen und das Risiko eines erneuten Herzinfarkts möglichst gering zu halten.

Herzrhythmusstörungen

Herzrhythmusstörungen können völlig harmlos oder aber lebensbedrohlich sein. Unter einer Herzrhythmusstörung (einer Arrhythmie) versteht man eine Störung der normalen Herzschlagfolge, verursacht durch nicht regelrechte Vorgänge bei der Erregungsbildung und -leitung im Herzmuskel.

Viele Menschen in Deutschland leiden unter Herzrhythmusstörungen. Häufig ist die Ursache eine Verengung der Herzkranzgefäße oder ein Herzinfarkt. Auch ein Bluthochdruck, zu viel Kaffee und Alkohol oder eine Überfunktion der Schilddrüse (Hyperthyreose) können zu Rhythmusstörungen führen.

Harmlosere Störungen des Herzrhythmus werden oft überhaupt nicht wahrgenommen. Typische Anzeichen können spürbares Herzklopfen oder Herzstolpern sein. Bei lebensbedrohlicheren Rhythmusstörungen kann es

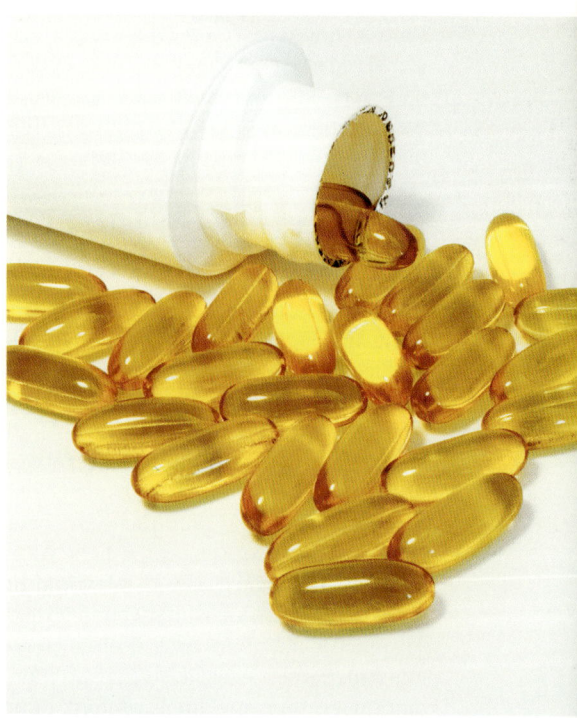

auch zu Schwindel, Benommenheit, Verwirrtheit oder Sprach- und Sehstörungen kommen. Besonders gefährlich ist das so genannte Kammerflimmern, bei dem das Herz nicht mehr in der Lage ist, ordnungsgemäß zu pumpen. Es zuckt nur unkoordiniert. Dies führt innerhalb von Sekunden bis Minuten zur Bewusstlosigkeit und erfordert Maßnahmen der Herz-Lungen-Wiederbelebung.

Je nach Ursache wird unterschiedlich behandelt, in jedem Fall gehören Herzrhythmusstörungen in die Hände eines Kardiologen, bei spürbar bedrohlichen Situationen ist der Notarzt zu rufen.

In einer Vielzahl von Studien haben sich die reichlich in Fischöl enthaltenen Omega-3-Fettsäuren als ideales Therapeutikum herausgestellt. Omega-3-Fettsäuren wirken in vielen Fällen sogar besser als klassische Medikamente. Außerdem ist ihr Nebenwirkungsspektrum weit geringer ausgeprägt, wenn die Einnahmehinweise beachtet werden.

Mehr Bewegung schützt Herz und Gefäße

Zwischen Gesundheit und Lebensstil besteht ein enger Zusammenhang. Regelmäßiges körperliches Ausdauertraining verbessert die Belastbarkeit und Leistungsfähigkeit Ihres Körpers. Außerdem stärkt es Ihr Immunsystem, baut Fettgewebe ab, kräftigt die Muskulatur, senkt den Blutzucker und Blutdruck und baut Stress ab. Regelmäßige körperliche Aktivität ist auch nach einem Herzinfarkt nicht nur erlaubt, sie ist notwendig! Nach Absprache mit dem Arzt dürfen Herzinfarktpatienten beispielsweise an Kardioprogrammen in Fitnesscentern oder in den Sportvereinen mitmachen. Auch zur Vorbeugung eines Herzinfarkts sind veränderte Lebensgewohnheiten mit mehr Bewegung und einer entsprechenden Ernährung wichtig.

Bewegung beeinflusst auch die Gerinnungsfähigkeit des Blutes und hemmt die Entwicklung von Arteriosklerose.

Viele Menschen sterben in relativ jungen Jahren an Herz-Kreislauf-Erkrankungen – das müsste nicht sein! Bewegung und Sport schützen auch vor hohem Blutdruck und gehören zu einer optimalen Bluthochdrucktherapie.

Regelmäßige zusätzliche Bewegung reduziert das Herz-Kreislauf-Erkrankungsrisiko. Am besten dazu geeignet sind Ausdauersportarten wie Joggen, Walken, Schwimmen, Tanzen, Fahrradfahren oder auch ausgedehnte Spaziergänge. Das Training sollte mindestens dreimal wöchentlich, besser noch täglich, über 20 bis 45 Minuten durchgeführt werden. Versuchen Sie diese halbe Stunde Sport in Ihren Tagesablauf miteinzuplanen – es lohnt sich! Wichtig ist insbesondere die Förderung der Alltagsbewegung, denn selbst regelmäßiges Treppensteigen bringt bereits gesundheitliche Vorteile.

Ungeeignet sind alle stressigen oder auf kurzzeitige Belastung ausgelegten Sportarten wie Gewichtheben, Squash oder extremes Bodybuilding. Trotzdem ist es wichtig, auch Krafttraining nicht zu vernachlässigen und nicht nur auf Ausdauersport zu setzen. Für Stoffwechsel und Kreislauf sind Ausdauer- und Kraftsport wichtig.

Sportliche Aktivität stärkt das Herz, hilft bei der Gewichtsreduktion, senkt den Blutzuckerspiegel, beugt der Insulinresistenz vor und erhöht das gefäßschüt-

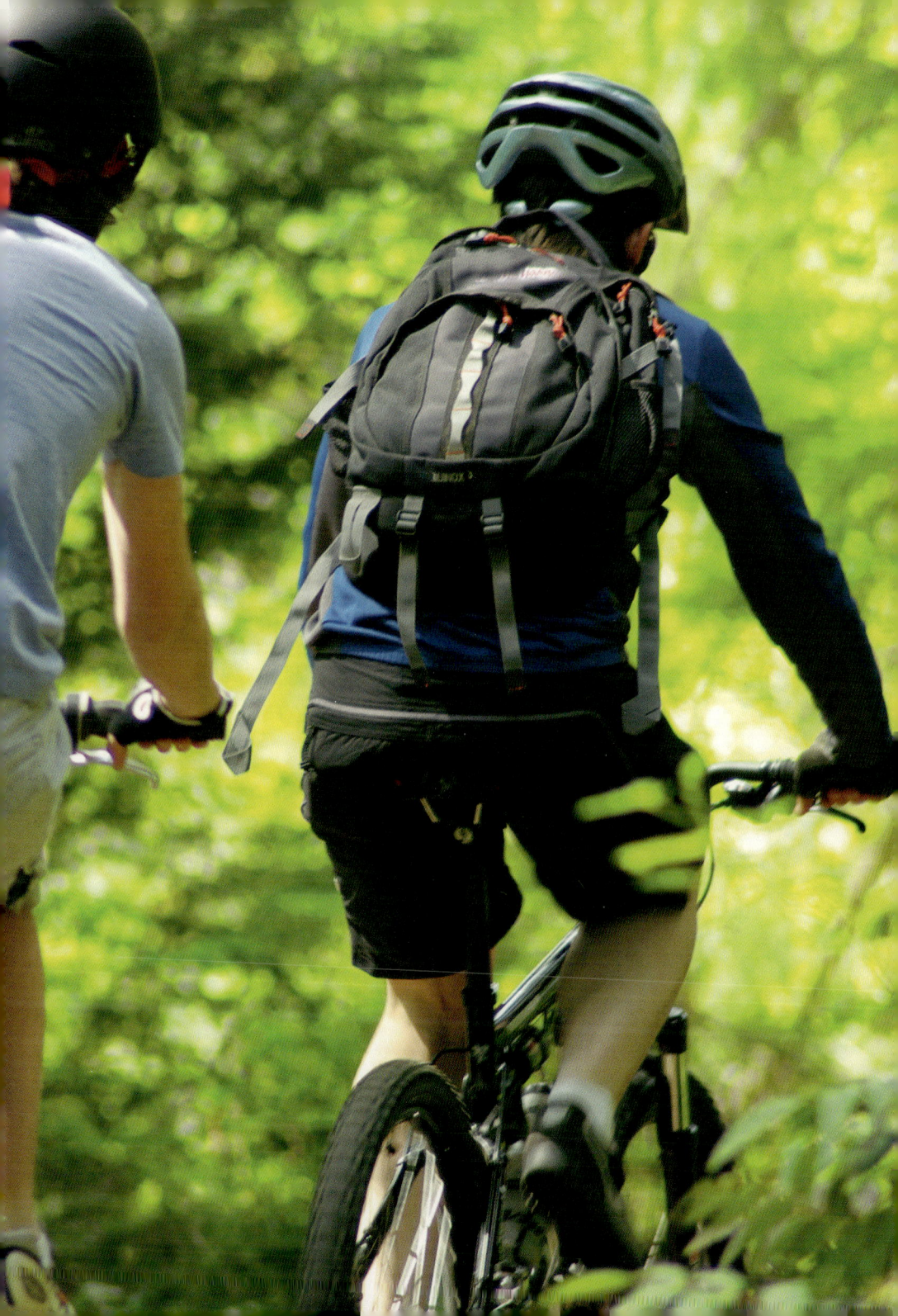

zende HDL-Cholesterin. Wichtig ist, dass Sie die Aktivität langsam, aber sicher steigern. Ihre Pulsfrequenz sollte zwischen 100 und 130 betragen.

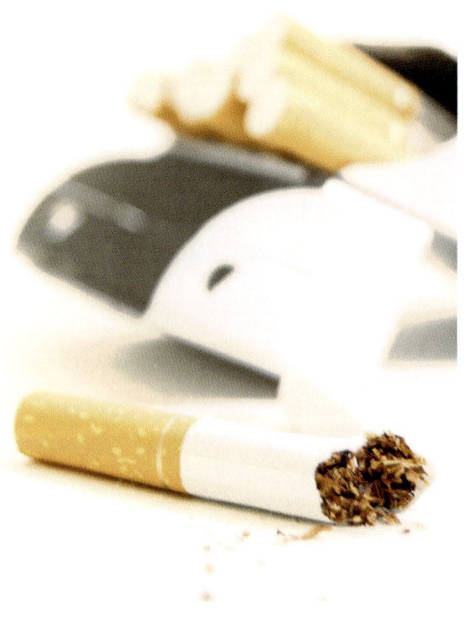

Nikotin schädigt das Herz-Kreislauf-System

Eine weitere Möglichkeit, das Herz-Kreislauf-Risiko sofort zu senken, ist die Aufgabe des Rauchens. Die Beweise für die Schädlichkeit des Zigarettenrauchens als Mitverursacher von Krebs und Herz-Kreislauf-Erkrankungen sind erdrückend: Das Zigarettenrauchen ändert die Eigenschaften des Blutes ungünstig, beschleunigt die Herzfrequenz und begünstigt die Entstehung bedrohlicher Herzrhythmusstörungen. Gleichzeitig wird die Fähigkeit des Blutes, Sauerstoff zu transportieren, und die Fähigkeit des Gewebes, Sauerstoff aufzunehmen, stark herabgesetzt. Rauchen verstärkt außerdem die Thromboseneigung.

Bei einem Zigarettenkonsum von zehn pro Tag erhöht sich die Herz-Kreislauf-Todesquote um 18 Prozent bei Männern und 31 Prozent bei Frauen. Nach zwei Jahren Abstinenz ist Ihr Herzinfarktrisiko um 30 bis 40 Prozent niedriger!

Richtig essen und trinken bei Herz- und Gefäßerkrankungen

Obwohl allgemein bekannt ist, wie das Risiko für Herz-Kreislauf-Erkrankungen durch das eigene Verhalten gesenkt werden kann, ernähren sich in den Industrieländern viele Menschen zu kalorien- und zu fettreich. Das führt zu Übergewicht und vielen Folgekrankheiten wie Arteriosklerose oder Diabetes mellitus. Für eine herz- und gefäßgesunde Ernährung bedeutet das aber, dass sie vor allem kalorienarm sein sollte, um das gefährliche Übergewicht abzubauen. Dazu sollte der Fettgehalt in der Nahrung reduziert werden – wählen Sie bewusst gesunde Fette aus.

Versuchen Sie außerdem übermäßigen Zuckerkonsum zu vermeiden, denn viele Süßigkeiten sind echte Fett- und Zucker- und damit auch Kalorienbomben.

Der bei uns übliche Salzkonsum stellt hingegen in der herzgesunden Ernährung kein großes Risiko dar, denn er liegt mit sechs bis neun Gramm täglich im Rahmen der internationalen Empfehlungen für eine gesunde Kochsalzzufuhr. Empfehlenswert ist ein moderater Konsum von fluoridiertem Jodsalz mit Folsäure. Meiden Sie lediglich Lebensmittel, die sehr viel Salz und Fett (gesättigte Fettsäuren) enthalten, wie beispielsweise Chips oder Pommes frites.

Das richtige Gewicht

Übergewichtige haben ein extrem hohes Risiko, Herz- und Gefäß-Krankheiten zu entwickeln, deren Folge ein Herzinfarkt oder ein Schlaganfall sein kann. Zurzeit ist weit über die Hälfte der Erwachsenen in Deutschland übergewichtig! Einer aktuellen Studie zufolge zählen die Deutschen mit zu den dicksten Menschen in der Europäischen Union. Und mit jedem Kilogramm Gewicht zu viel steigt das Risiko, eine Herz- oder Gefäßkrankheit zu

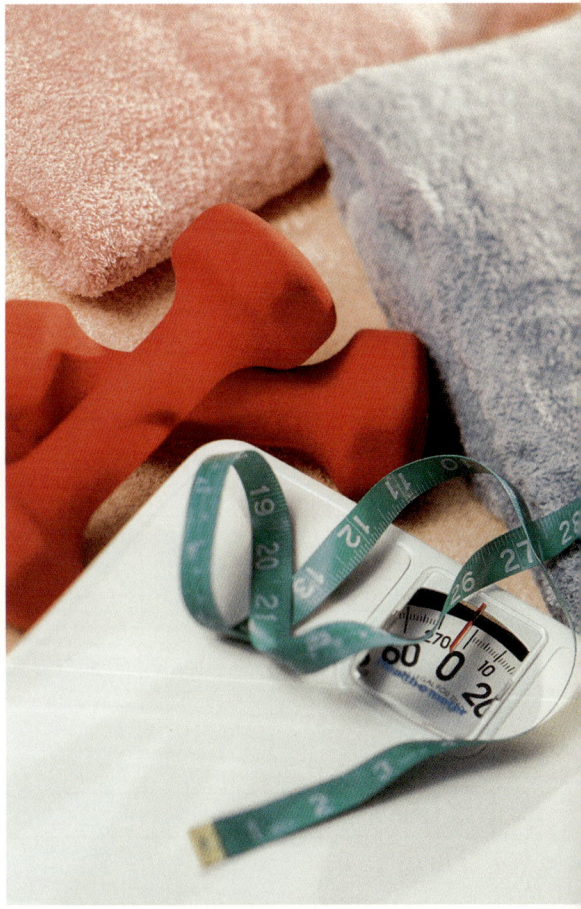

entwickeln. In Studien konnte nachgewiesen werden, dass mit dem Abbau von Übergewicht das Herzinfarkt- und Schlaganfall-Risiko deutlich abnimmt.

Ihr Körpergewicht können Sie anhand des so genannten Körper-Massen-Indexes (Body-Mass-Index = BMI) bewerten. Dieser berechnet sich aus dem Körpergewicht im Verhältnis zur Körpergröße zum Quadrat:

$$\frac{\text{Körpergewicht in kg}}{\text{Körpergröße in m x Körpergröße in m}}$$

Sie können Ihren BMI leicht aus der Grafik ablesen und auf einen Blick feststellen, ob Ihr Körpergewicht im grünen, gelben oder roten Bereich liegt. Ein BMI unter 19 ist zu niedrig, über 25 ist er zu hoch. Ab 30 ist dringend eine Gewichtsreduktion erforderlich!

Beispiele:

Größe: 1,80 m
Gewicht: 75 kg
BMI: 75 : 1,80² = 21

Das Gewicht liegt im guten Bereich, es muss nicht verändert werden.

Größe: 1,64 m
Gewicht: 89 kg
BMI: 89 : 1,64² = 27

Das Gewicht ist eindeutig zu hoch, Sie sollten abnehmen, um Herz und Gefäße zu entlasten!

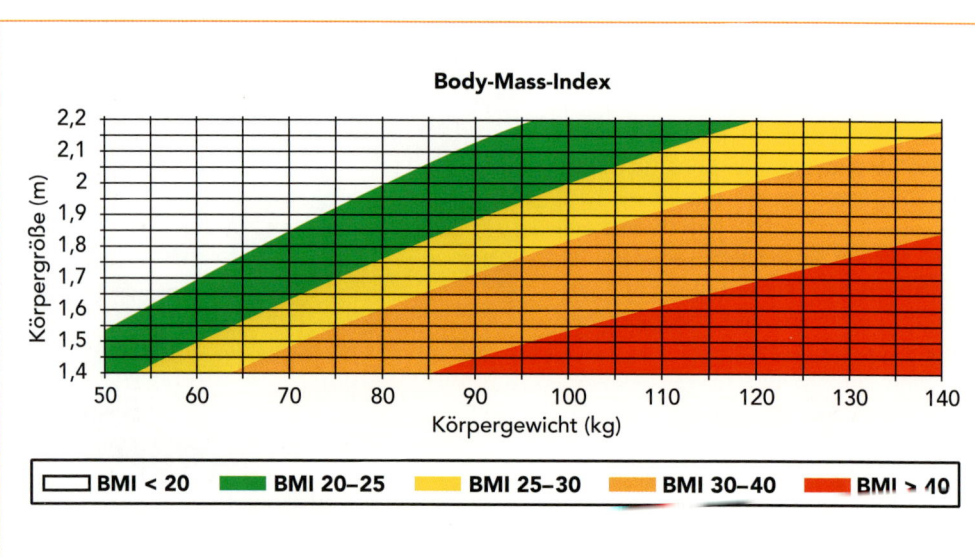

Der Energiebedarf

Der Energieverbrauch und die Energiezufuhr bestimmen unser Körpergewicht. Liegt der Verbrauch unterhalb der Zufuhr, steigt das Körpergewicht an. Ist das Verhältnis genau umgekehrt – wie das insbesondere bei Verminderung der Fettaufnahme der Fall ist –, nehmen Sie ab. Der Energiebedarf lässt sich leicht abschätzen; im Alter nimmt er immer weiter ab, da gleichzeitig mit dem Alterungsprozess der Muskulaturanteil des Körpers schwindet und der Fettgewebsanteil zunimmt. Mehr Bewegung lautet jetzt die Devise! In jedem Lebensalter.

Ihr Energiebedarf:

Alter (Jahre)	kcal täglich
25	2400
45	2200
65	2000

Abnehmen ist nicht schwer!

Wenn es Ihnen gelingt, Ihr Gewicht zu normalisieren und dieses auch zu halten, können Sie Ihre Gefäße, Ihr Herz und Ihren Stoffwechsel dauerhaft vor Gefahren oder erneuten Infarkten wirksam bewahren.

Besprechen Sie jede Gewichtsreduktion mit Ihrem Arzt und führen Sie keine Crashdiät durch. Fasten ist vor allem für Herz-Patienten gefährlich. Eine sinnvolle Reduktionskost führt insbesondere zum Abbau von Fettgewebe und erhält weitgehend die Muskulatur. Crashdiäten und Fasten führen leider vor allem zum Abbau der Muskeln. Und die Muskeln verbrauchen als „Brennöfen" des menschlichen Organismus am meisten Energie. Immer wenn Muskeln abgebaut werden, nimmt der Energiebedarf des Menschen jedoch noch weiter ab. Daher führen auch viele Crashdiäten und Fasten – auch Heilfasten – zum Jojo-Effekt und machen damit dauerhaft immer dicker und nicht dünner. Damit der Körper Fettgewebe abbaut, ist es notwendig, ausreichend Protein aufzunehmen und sich reichlich zu bewegen.

Kohlenhydrate sind wichtig

Kohlenhydrate liefern dem Körper vier Kilokalorien pro Gramm. Der Blutzucker, der die direkte Energieversorgung der Körperzellen übernimmt, stammt aus den Kohlenhydraten. Obst, Gemüse, Brot, Kartoffeln, Getreide, Reis, Nudeln, Zucker, Milch und Hülsenfrüchte bestehen hauptsächlich aus Kohlenhydraten. Mit Ausnahme von zuckerhaltigen Lebensmitteln sind alle kohlenhydratreichen Lebensmittel relativ kalorienarm, sie machen gut satt und sind gesund.

Mindestens die Hälfte der Energiezufuhr sollte bei Ihrer Ernährung aus Kohlenhydraten stammen. Das entspricht täglich 3,5 Gramm Kohlenhydraten pro Körperkilogramm. Kohlenhydrate haben keinen negativen Einfluss auf Gefäße, Blutdruck und Blutfette. Es ist jedoch sinnvoll, Kohlenhydrate zu bevorzugen, die einen niedrigen glykämischen Index haben. Denn diese sorgen für einen konstant niedrigen Insulinspiegel und beugen einer weiteren Bildung von Fettdepots vor.

Der glykämische Index von Lebensmitteln

Hoch (>65) – meiden:	
Traubenzucker	100
Cola-Getränke	97
Baguette	95
Honig	87
Cornflakes	80
Kartoffelflocken (Pürreeflocken)	74
Bier	74
Weißbrot	73
Reis (geschält)	72
Butterkeks	69
Graubrot (Mischbrot, Roggenbrot)	68
Knäckebrot	66

Akzeptabel (50–65) – moderat:	
Haferflocken	64
Orangensaft	64
Vollkornbrot (fein)	63
Haushaltszucker	59
Orange	53
Nudeln	50

Gut (<50) – reichlich:	
Kartoffeln	49
Kiwi	44
Banane	42
Vollkornbrot (grob)	42
Weizenvollkornbrot (grob)	40
Spaghetti (Hartweizengrieß)	40
Vollkornbrot (mit ganzen Körnern)	38
Zartbitterschokolade	36
Buttermilch	35
Apfel	35
Birne	34
Karotten	32
Müsli	30
Milchzucker	30
Apfelsaft	30
Linsen	29
Milch	29
Ananas	29
Pfirsich	29
Vollmilchjoghurt	27
Vollmilch	26
Erdbeeren	26
Grapefruit	26
Pflaumen	25
Getrocknete Bohnen und Erbsen	23
Erbsen (frisch)	23
Kirschen	23
Vollmilchschokolade	22
Fruchtzucker (Fruktose)	21
Frisches Gemüse (z. B. Tomaten)	<15
Erdnüsse	12

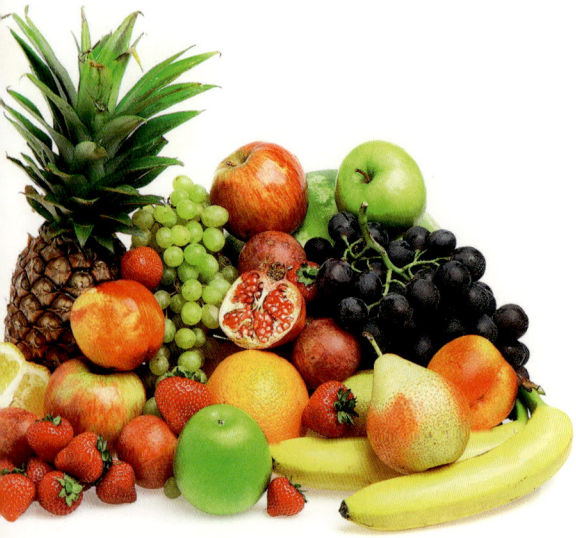

Ballaststoffe machen satt und schlank

Bevorzugen Sie Kohlenhydratträger, die reichlich Ballaststoffe enthalten, da diese Nahrungsfasern die Sättigung fördern, einen niedrigen Glyx haben und den Cholesterinspiegel senken.

Obwohl Ballaststoffe in die Gruppe der Kohlenhydrate eingeordnet werden, liefern sie dem Organismus direkt keine Kalorien. Ballaststoffreiche Lebensmittel sorgen für eine gute sowie lang anhaltende Sättigung, beugen Verstopfung vor und senken zusätzlich die Blutfettwerte. Daher sollten Obst, Gemüse, Salate, Vollkornprodukte und Vollkornbrote regelmäßig auf dem Speiseplan stehen. Ballaststoffreiche Lebensmittel sind wahre Satt- und Schlankmacher.

Ballaststoffe sind Bestandteile der Lebensmittel, die vom Menschen im Dünndarm nicht abgebaut und aufgenommen werden können. Sind sie auch im Dickdarm nicht abbaubar, werden sie ausgeschieden. Enthalten sind Ballaststoffe fast ausschließlich in pflanzlichen Lebensmitteln, vor allem in den Randschichten von Getreide. Deshalb tragen Vollkorngetreideprodukte, neben Gemüse und Obst, am stärksten zur Ballaststoffversorgung bei. Empfohlen wird eine tägliche Aufnahme von 30 g Ballaststoffen.

Ballaststoffbomben	g/100 g	kcal/100 g
Pfifferling, getrocknet	58,3	120
Steinpilz, getrocknet	51,8	149
Weizenkleie	45,4	172
Leinsamen, frisch	35,0	372
Sojamehl (entfettet), entbittert	27,5	197
Hefe	21,0	288
Weizenkeim	17,6	314
Sojabohne, geröstet	17,0	359
Hülsenfrüchte, reif	16,6	278
Sojaeiweiß, texturiert (TVP)	16,6	285

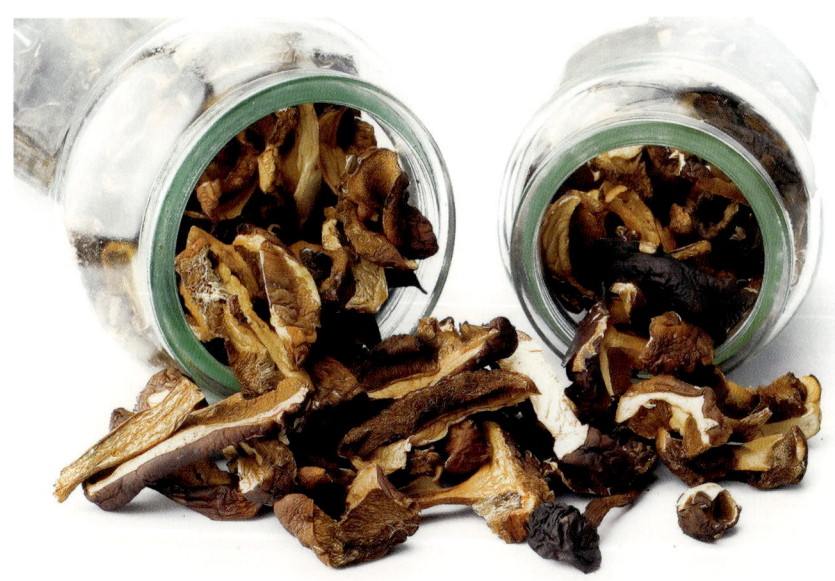

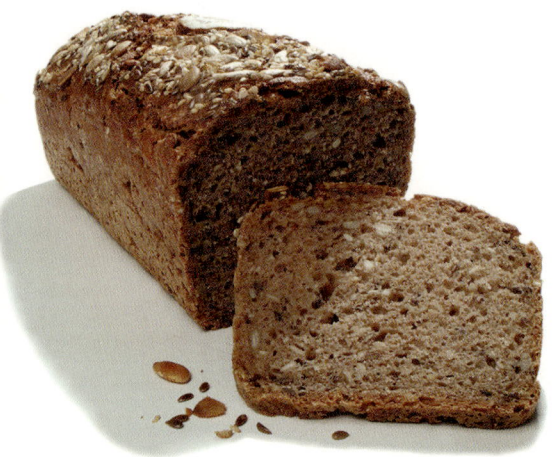

Ballaststoffe binden Wasser, tragen auf diese Weise zur Füllung des Dickdarms bei und regen dadurch seine Tätigkeit an. Ballaststoffe sind notwendig, um die Darmflora zu optimieren.

Durch Ballaststoffe wird zwar die Resorption von Mineralstoffen verringert, allerdings enthalten ballaststoffreiche Vollkornprodukte im Durchschnitt viermal mehr Mineralstoffe als stark ausgemahlene Mehle. Die Versorgung ist deshalb immer noch besser, vor allem wenn wie beim Sauerteigbrot ein Teil der Phytinsäure abgebaut wird, die hauptsächlich für die Mineralstoffbindung verantwortlich ist. Dagegen kann die Zufuhr isolierter Ballaststoffe wie Weizenkleie zu einer Verschlechterung der Mineralstoffversorgung führen. Insbesondere Kleie steht im Verdacht, Mineralstoffe zu binden und dadurch die Versorgung zu verschlechtern. Pektin, Oligofruktose und Plantago-ovata-Samenschalen haben diese negative Wirkung anscheinend nicht.

Abhängig von der Bakterienflora im Darm und vor allem der Art und der Menge der aufgenommenen Ballaststoffe, ist durch den bakteriellen Abbau der Ballaststoffe im Dickdarm eine vermehrte Gasbildung möglich, welche zu Blähungen und Unwohlsein führen kann. Aus Erfahrung ist bekannt, dass vor allem die Kombination von einfachen Zuckern oder süßen Getränken bzw. Obst mit Ballaststoffen Unverträglichkeiten erzeugt. Eine Umstellung auf eine ballaststoffreiche Ernährung sollte schrittweise geschehen bzw. an die individuelle Verträglichkeit angepasst werden.

Fette in der herzgesunden Ernährung

Fett hat mit neun Kilokalorien pro Gramm zwar die höchste Kaloriendichte, ist aber ein wichtiger Bestandteil unserer Ernährung. Der Körper benötigt Fett, um die Vitamine A, D, E und K aufzunehmen und zu verarbeiten. Fett hat neben anderen Aufgaben auch die Funktion, den Körper gegen Kälte zu isolieren und ein Schutzpolster für unsere inneren Organe zu bilden. Ganz ohne Fett können wir also gar nicht (über-)leben.

Leider nehmen aber die meisten Menschen in Deutschland viel mehr Fett auf, als sie wirklich benötigen, und dann meist auch noch in ungesunder Form. Zu viel Fett erhöht aber nicht nur das Körpergewicht, sondern auch das Risiko für Arteriosklerose, Herzerkrankungen und Diabetes mellitus Typ 2.

Menschen, die an Herz- und/oder Gefäßerkrankungen leiden, sollten also der Menge und Qualität von Fett besondere Beachtung schenken. Die tägliche Kost sollte nicht mehr als 30 bis 35 Energieprozent Fett enthalten.

Viel Fett enthalten natürlich alle Öle, Schmalz, Bratfett, Butter, Margarine und Mayonnaise, wenig oder praktisch kein Fett Gemüse, Obst und fettreduzierte Milchprodukte. Lediglich Oliven und Avocados sind relativ fettreich. Auch Nüsse und Samen sind echte Fett- und Kalorienbomben.

Dass Öle, Ölsamen, Streichfette, Sahne und fettes Fleisch viel Fett enthalten, ist direkt erkennbar, während der Fettgehalt anderer Lebensmittel, wie Wurst oder Süßigkeiten, meist unterschätzt wird. Bedeutung hat dies deshalb, weil insbesondere tierische Fette besonders ungesund sind. Durchschnittlich wird zu viel Fett in Form versteckter Fette aufgenommen, und nicht über Koch- und Streichfette.

Gehen Sie extrem sparsam mit Fettbomben um! Bei Erkrankungen des Herzens oder der Gefäße sollten Sie sich eine Kalorien-Nährwerttabelle zulegen, um die optimalen Lebensmittel auswählen zu können.

Fettbomben	g/100 g	kcal/100 g
Maiskeimöl	99,9	883
Sonnenblumenöl	99,8	883
Schweineschmalz/-fett	99,7	882
Olivenöl	99,6	882
Traubenkernöl	99,5	880
Distelöl (Safloröl)	99,5	880
Walnussöl	99,5	880
Weizenkeimöl	99,5	880
Butterschmalz	99,5	881
Kokosfett, gehärtet	99,0	879
Praktisch fettfreie Lebensmittel	**g/100 g**	**kcal/100 g**
Spargel, frisch, gegart	0,1	16
Radieschen, frisch	0,1	15
Rotkohl, frisch	0,1	18
Gewürzgurken, Sauerkonserve	0,1	12
Grapefruitsaft	0,1	48
Knoblauch, frisch	0,1	142
Joghurt, entrahmt	0,1	38
Kefir, entrahmt	0,1	38
Kuhmilch, entrahmt	0,1	36
Aprikose, frisch	0,1	42

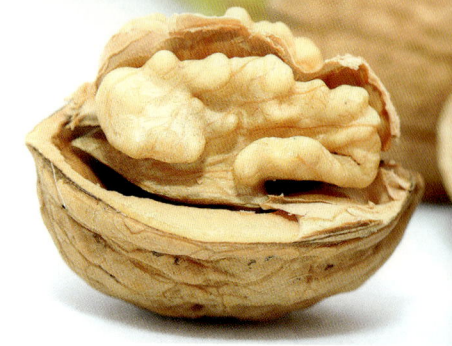

Gute und schlechte Fette

Vermeiden sollten Sie vor allem so genannte gesättigte Fettsäuren, die den Cholesterinspiegel anheben. Gesättigte Fettsäuren sind vor allem in tierischen Fetten, wie fettem Fleisch oder Schweineschmalz, und Vollfett-Milchprodukten, wie Butter, Butterschmalz und saurer Sahne (40 % Fett), sehr fetthaltigen Käsesorten wie Weichkäse (70 % F. i. Tr.), Cheddar Rahmstufe, aber auch Kokosfett, Kokosnussraspeln, Palmkernfett sowie Mayonnaise (80 % Fett), enthalten. Nehmen Sie also mageres Fleisch, fettarme Milch und verwenden Sie Butter sparsam – so verringern Sie das Risiko, an Arteriosklerose oder anderen Herz-Kreislauf-Erkrankungen zu erkranken.

Transfettsäuren entstehen während der Verdauung bei Wiederkäuern sowie bei der Härtung von Fetten. Daher kommen sie in Butter, Bratfett, fester Margarine und bestimmten Backwaren, Pommes frites oder Fertigsoßen reichlich vor, sie wirken sich negativ auf Ihre Gesundheit aus: Transfettsäuren erhöhen das gefäßschädigende LDL-Cholesterin und senken gleichzeitig das gefäßschützende HDL-Cholesterin, das dafür sorgt, die schädlichen Fettablagerungen in den Arterien abzubauen. Damit sind sie ein echter Herzinfarkt-Pusher.

Nach internationalen Empfehlungen sollte die Transfettsäure-Aufnahme so gering wie möglich sein. In Deutschland liegt die Aufnahme bei durchschnittlich zwei Gramm. Die größte Transfettsäure-Belastung weisen dabei in der Durchschnittskost Butter und fette Milchprodukte sowie frittierte Speisen auf. Margarine enthält relativ wenig Transfettsäuren. Diätmargarine und Reformmargarine sind sogar praktisch frei davon. Streichen Sie Lebensmittel, die Transfettsäuren enthalten, am besten ganz von Ihrer Einkaufsliste!

Gesund sind so genannte mehrfach ungesättigte Fettsäuren beispielsweise in Distel- und Sonnenblumenöl, und noch gesünder sind die einfach ungesättigten Fettsäuren in Oliven-, Lein-, Rapsöl, Avocados und Nüssen. Diese reduzieren das gefäßschädigende Cholesterin, steigern aber das gefäßschützende.

Am wichtigsten aber sind die essenziellen Fettsäuren, die der Körper nicht selbst herstellen kann und deswegen unbedingt über die Nahrung erhalten muss.

Lebensmittel, reich an ungesunden gesättigten Fettsäuren	g/100 g	kcal/100 g
Kokosfett, gehärtet	85,9	879
Palmkernfett	78,1	878
Butterschmalz	60,4	881
Butter	50,5	741
Rindertalg	41,0	861
Mayonnaise, 80 % Fett	36,7	744
Margarine zum Kochen	32,3	710
Saure Sahne, 40 % Fett	25,5	391
Weichkäse, 70 % F. i. Tr.	24,3	408
Crème fraîche/Schmand 40 % Fett	24,3	373

Dazu zählen die Omega-3- und die Omega-6-Fettsäuren. Da aufgrund eines viel zu geringen Fischkonsums und einer falschen Speisefettauswahl zu wenig Omega-3-Fettsäuren aufgenommen werden – Omega-6-Fettsäuren sind in unserer Nahrung in der Regel zur Genüge enthalten –, sollten Sie diesen Anteil in Ihrer Ernährung erhöhen. Essen Sie ein- bis zweimal pro Woche Fisch, zum Beispiel Sardinen, Sardellen oder Lachs. Denn Omega-3-Fettsäuren verbessern die Insulinwirkung, senken die Blutfette und den Blutdruck. Omega-3-Fettsäuren können auch in Form von Fischölkapseln eingenommen werden.

Hitliste der Lebensmittel mit einem hohen Gehalt mehrfach ungesättigter Fettsäuren	g/100 g
Distelöl (Saflöröl)	74
Traubenkernöl	70
Walnussöl	68
Sonnenblumen-, Weizenkeimöl	61
Sojaöl	57
Maiskeimöl	55
Walnuss, europäisch	43
Diätmargarine	42
Sonnenblumenkern, frisch	30
Erdnussöl	28

Hitliste der Lebensmittel mit einem hohen Gehalt einfach ungesättigter Fettsäuren	g/100 g
Olivenöl	71
Erdnussöl	49
Lebertran	48
Haselnuss, frisch	48
Sesamöl	40
Mandel, süß frisch	37
Pistazie, geröstet und gesalzen	37
Cashewnuss, geröstet	32
Oliven, schwarz gesäuert	26
Maiskeimöl	26

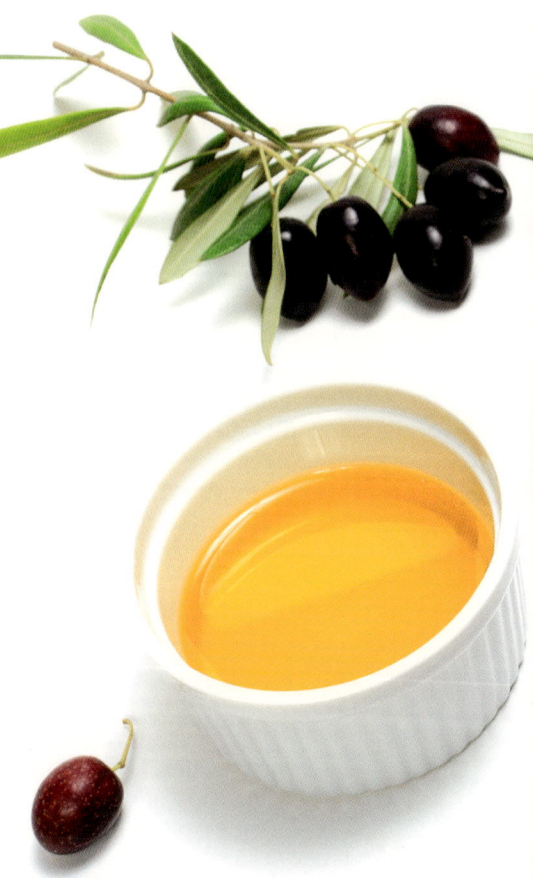

Lebensmittel mit reichlich Omega-3-Fettsäuren	g/100 g	kcal/100 g
Kaviar, echt	1,85	259
Schwarzer Heilbutt, geräuchert	1,54	186
Matjeshering, gesalzen	1,53	282
Thunfisch, frisch, gebraten, Fischzuschnitt	1,25	253
Sprotte, geräuchert	1,10	226
Sprotte, frisch	1,05	215
Bückling	1,02	217
Makrele, frisch, gegart, Fischzuschnitt	0,94	210
Heringsfilet in Tomatensoße	0,77	184
Bismarckhering, Konserve, abgetropft	0,71	180

Omega-3-Fettsäuren verlängern die Blutgerinnungszeit und senken bestimmte Blutfettwerte (Triglyzeride) sowie den Blutdruck. Sie könnten dadurch positive Wirkung bei Thrombosen und Herzinfarkten haben. Wissenschaftlich nachgewiesen ist unter anderem, dass Omega-3-Fettsäuren die Triglyzeride sogar wirkungsvoller senken können als so genannte Fibrate (Medikamente gegen erhöhte Blutfette). Außerdem sind sie wichtig in der Behandlung von Herzrhythmusstörungen. Erklärbar wäre damit die niedrige Rate an Herzinfarkten bei Eskimos, obwohl diese viel Fett zu sich nehmen. Dagegen wird bei dieser Bevölkerungsgruppe durch die verringerte Blutgerinnung eine höhere Rate an Hirnblutungen beobachtet.

Der Ersatz von Fleischmahlzeiten durch den Verzehr von Fisch ist deshalb durchaus sinnvoll, obwohl auch ohne Fischkonsum keine Mangelerscheinungen zu befürchten sind, da in einigen Pflanzenölen (Lein-, Sojaöl) relativ viel alpha-Linolensäure enthalten ist, die im Körper in die wirksamen Omega-3-Fettsäuren umgewandelt werden können.

Was sind eigentlich Triglyzeride?

Triglyzeride sind, einfach übersetzt, Fette. Das Nahrungsfett erscheint nach der Aufnahme im Dünndarm als Triglyzeride im Blut. Sie sind wichtige Energieträger, die jedoch oftmals an den Hüften, Po und Bauch enden. Wenn die Triglyzeride (Neutralfette) im Blut sehr hoch sind, kann Arteriosklerose entstehen, und – das ist wissenschaftlich nachgewiesen – Triglyzeride können eine koronare Herzkrankheit auslösen.

Oftmals liegt der Hypertriglyzeridämie, wie der Arzt den erhöhten Triglyzeridspiegel im Blut bezeichnet, ein erhöhter Blutzucker oder ein Diabetes mellitus zugrunde. Bei Hypertriglyzeridämie ist wichtig, dass nicht zu viel Fett, insbesondere gesättigte Fettsäuren, oder Zucker aufgenommen werden.

Alkohol sollten Menschen mit erhöhtem Triglyzeridspiegel völlig meiden, da er ebenfalls die Neutralfette im Blut erhöht. Die Triglyzeride werden auch durch eine übermäßige Zuckerzufuhr erhöht, denn der Körper kann aus Zucker Fett aufbauen. Aktuelle Studien zeigen, dass auch Fruchtzucker (Fruktose) zu einer Erhöhung der Triglyzeride führen kann. Umgekehrt senken Omega-3-Fettsäuren den Triglyzeridspiegel.

Mythos Cholesterin

Cholesterin ist ein lebenswichtiger Baustoff für die Zellwände, für die Produktion von Gallenflüssigkeit, Hormonen, von Vitamin D und vielen anderen Stoffen in unserem Körper. Cholesterin ist auch Grundsubstanz für bestimmte Hormone und Vitamin D. Der Organismus kann es in der Leber selbst produzieren und ist auf eine Zufuhr mit der Nahrung nicht angewiesen. Ohne Cholesterin können wir nicht leben. Aber der Cholesterinspiegel darf nicht so hoch sein, dass es zur Gefäßverkalkung kommt. Das ist besonders zu erwarten, wenn das so genannte „schlechte" Cholesterin, das LDL, hoch und das „gute" Cholesterin, das HDL, niedrig ist.

Cholesterin lässt sich im Körper nur verpackt transportieren

Cholesterin ist eine fettähnliche Substanz. Da Fett im Blut sozusagen immer oben schwimmen würde und somit nicht transportabel wäre, verpackt es der Körper, um es transportfähig zu machen. Im Blut befördert er Cholesterin, indem er es in Eiweiß einpackt. Diese Transporter heißen Lipoproteine (= Fett-Eiweiß-Verbindungen). Sie spielen für die Fettstoffwechselstörungen eine große Rolle. Das VLDL (very low density lipoprotein = Lipoprotein sehr geringer Dichte) dient dem Transport von Fetten und Cholesterin. Die Dichte ist abhängig vom Eiweißgehalt der Fetttransporter. Je geringer dieser ist, desto leichter sind die Lipoproteine. Beim VLDL ist der Proteingehalt gering.

Das LDL (= low density lipoprotein, Lipoprotein geringer Dichte) hat einen höheren Proteingehalt und enthält sehr große Mengen Cholesterin. Es befördert es von der Leber in den ganzen Körper. Daher ist ein hoher LDL-Wert auch schlecht, denn viel LDL-Cholesterin in den Blutgefäßen bedeutet ein hohes Risiko, an Arteriosklerose zu erkranken. Ein LDL-Übermaß lagert sich in den Gefäßwänden ab.

Das HDL (= high density lipoprotein, Lipoproteine hoher Dichte) enthält relativ viel Eiweiß und Cholesterin. Doch es transportiert das Cholesterin aus dem ganzen Körper zur Leber zurück. Daher ist ein hoher HDL-Wert auch gut, denn das „gute" Cholesterin schützt vor Arterio-

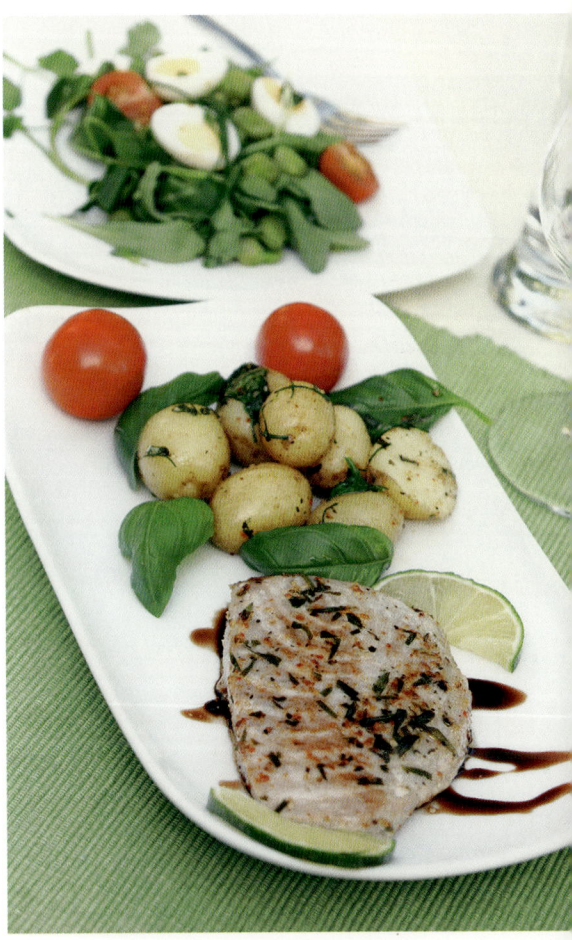

sklerose. In der Leber werden aus Cholesterin Gallensäuren aufgebaut, die für die Verdauung in den Dünndarm abgegeben werden. HDL trägt zudem zum Abbau von LDL bei.

Frauen haben normalerweise bis zu den Wechseljahren einen hohen HDL-Wert und sind daher vor Arteriosklerose sowie Herzinfarkt geschützt. Das ist insbesondere auf das Geschlechtshormon Östrogen zurückzuführen. Mit den Wechseljahren wird der Herzinfarkt auch für Frauen zur häufigsten Todesursache.

Zielwerte für den Blutfettspiegel:

■ Triglyzeride < 200 mg/dl

■ Gesamtcholesterin < 200–250 mg/dl

■ LDL < 155 mg/dl

■ HDL > 45 mg/dl

Je niedriger das LDL und je höher das HDL ist, desto besser für Herz und Gefäße!

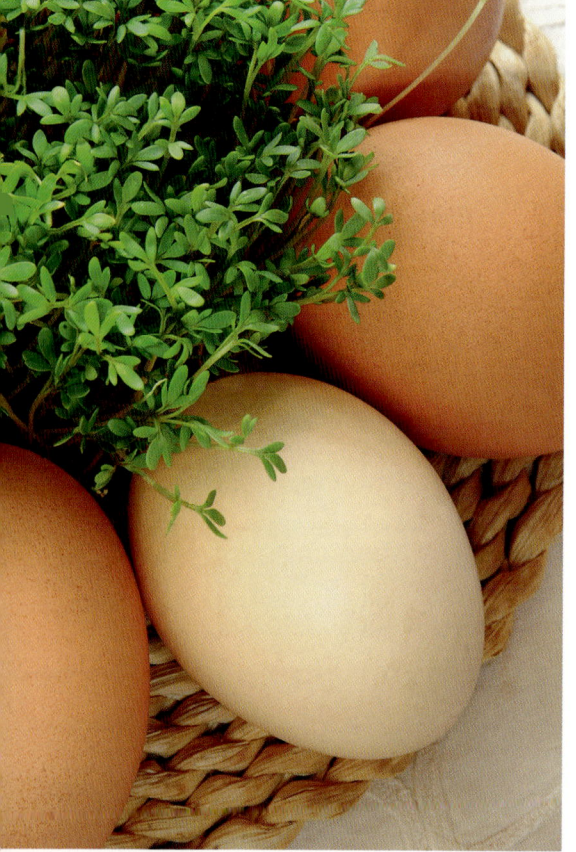

Gefahr durch Hühnereier?

Hühnereier sind cholesterinreich. Ein Ei enthält rund 250 mg Cholesterin, und das ist die Menge, die täglich möglichst nicht überschritten werden sollte. Wissenschaftliche Studien zeigen, dass die meisten Menschen aber grundsätzlich auf Nahrungscholesterin kaum mit einer Cholesterinspiegel-Erhöhung reagieren. Keine Studie konnte bisher nachweisen, dass der regelmäßige Genuss von Hühnereiern den Cholesterinspiegel erhöht oder gar zu einem erhöhten Herzinfarkt- oder Schlaganfallrisiko führt. Im Gegenteil: Eine Reihe von Studien zeigt, dass Hühnereier sogar in der Lage sind, den Cholesterinspiegel zu senken. Dafür ist das Lecithin im Eigelb verantwortlich. Lecithin gehört zu einer Gruppe von Substanzen, die die Gehirnfunktion verbessern, den Stoffwechsel fördern und den LDL-Cholesterinspiegel deutlich senken können. Menschen mit einem erhöhten Cholesterinspiegel dürfen also gerne ein Hühnerei essen. Möglichst aber nicht zusätzlich, sondern im Austausch zu Wurst oder Käse.

Was senkt den Cholesterinspiegel?

Die vom Körper in der Leber produzierten Cholesterinmengen dienen in erster Linie der Herstellung von Gallensäuren. Ohne diese könnten wir Fett nicht verdauen. Die Gallensäuren schüttet die Leber über die Gallenflüssigkeit in die Gallenblase und den Dünndarm aus. Da der Körper Cholesterin nur ungern verschwendet, holt er es sich aus den Gallensäuren nach der Fettemulgation zurück. Es gibt aber Möglichkeiten, den Körper am Zurückholen des Cholesterins zu hindern: Bestimmte wasserlösliche Ballaststoffe binden sozusagen die Gallensäuren mit dem Cholesterin, die dann mit dem Stuhlgang ausgeschieden werden. Da der Körper aber neue Gallensäuren aufbauen muss, holt er sich Cholesterin aus dem Blut über Rezeptoren in die Leber. Damit sinkt der Cholesterinspiegel.

Die ballaststoffreichen Samenschalen einer Spitzwegerichart (Plantago-ovata-Samenschalen oder Psyllium) sind in dieser Hinsicht besonders wirkungsreich: Sie senken den Cholesterinspiegel um zehn bis 20 Prozent, das LDL-Cholesterin um 15 bis 25 Prozent, wenn zu den drei Hauptmahlzeiten jeweils drei Gramm davon eingenommen werden.

In Deutschland ist Psyllium in Apotheken freiverkäuflich erhältlich. Psyllium enthält mehr cholesterinspiegelsenkende Ballaststoffe als Haferflocken oder Leinsamen. Insgesamt ist aber eine ballaststoffreiche Ernährung (zum Beispiel Nüsse, getrocknete Früchte, Getreide oder Hülsenfrüchte) ideal zum Vorbeugen und Behandeln einer Hypercholesterinämie. Einen guten cholesterinspiegelsenkenden Effekt hat auch der Ballaststoff Oligofruktose. Produkte, die damit angereichert sind, tragen das Beneo-Logo.

Cholesterinbomben

Hinweis: Cholesterin kommt nur in tierischen Lebensmitteln vor

	mg/100 g	kcal/100 g
Hühnereigelb	1260	349
Hähnchenleber, gegart	537	147
Hühnerei, frisch	396	154
Rinderniere, gegart	368	102
Schweineniere, gegart	358	115
Kalbsniere, gegart	357	116
Kalbsleber, gegart	348	147
Rinderleber, gegart	342	147
Butterschmalz	340	881
Kaviarersatz	332	102

Praktisch cholesterinfreie Lebensmittel

Hinweis: Pflanzliche Lebensmittel sind praktisch cholesterinfrei

	mg/100 g	kcal/100 g
Dickmilch (Sauermilch) entrahmt	1	34
Erdnussöl	1	880
Fruchtquark mit Süßstoff	1	73
Hefeextrakt (Hefeaufstrichpaste)	1	313
Margarine, Linolsäure > 50 %	1	709
Olivenöl	1	882
Sesamöl	1	881
Sojawurst, Konserve	1	293
Sonnenblumenöl	1	883
Zartbitterschokolade	1	497

Lebensmittel mit reichlich cholesterinspiegelsenkenden wasserlöslichen Ballaststoffen	g/100 g	kcal/100 g
Leinsamen, frisch	17,9	372
Sojamehl (entfettet), entbittert	13,8	197
Pfifferling, getrocknet	11,1	120
Hefe	10,5	288
Steinpilz, getrocknet	9,8	149
Sojabohne, geröstet	8,5	359
Sojaeiweiß, texturiert (TVP)	8,3	285
Topinambur, frisch	6,3	31
Mandel, süß, frisch	6,1	570
Bohnen, dick, getrocknet	6,0	326

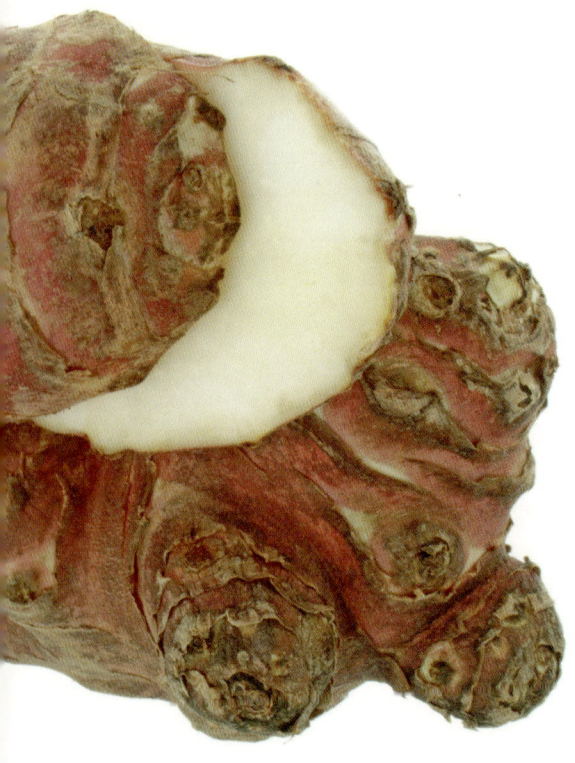

Auch Bewegung hat einen positiven Einfluss auf den Cholesterinspiegel: Das gute HDL-Cholesterin steigt durch regelmäßige Bewegung. Es ist bekannt, dass Jogger ein hohes HDL haben. Auch eine herzgesunde Ernährung mit der Auswahl der richtigen Fette kann das HDL steigern und das LDL senken.

In bestimmten Fällen kann der Arzt auch Medikamente gegen einen erhöhten Cholesterinspiegel verschreiben, denn ein erhöhter Cholesterinspiegel steht nicht in jedem Falle mit dem erhöhten Konsum von Cholesterin oder Fett mit der Nahrung in Zusammenhang. Bisweilen liegt eine erbliche Fettstoffwechselstörung vor. Das Ziel einer medikamentösen Lipidsenkung ist, die erhöhten Neutralfette, das erhöhte LDL oder das erniedrigte HDL zu normalisieren. Die Medikamente müssen in der Regel lebenslang eingenommen werden. Aber bitte beachten Sie: Sie sind nur im Rahmen einer herzgesunden Kost und der Veränderung des Lebensstils wirksam!

Phytosterine schützen Herz und Gefäße

Phytosterine zählen zu den sekundären Pflanzenstoffen. Das sind natürliche Inhaltsstoffe von Obst, Gemüse, Hülsenfrüchten, Samen und Getreide. Sie liefern keine Energie, sondern verleihen Aroma, Duft und Farbe. Sie schützen die Pflanze vor schädigenden Umwelteinflüssen – und sie haben gesundheitsförderliche Eigenschaften für den Menschen.

Phytosterine sind in ihrer chemischen Struktur dem Cholesterin sehr ähnlich. Dadurch hemmen sie die Aufnahme von Cholesterin (sowohl dem Nahrungscholesterin als auch dem Cholesterin der Gallensäuren) im Darm und fördern die Ausscheidung des Cholesterins mit dem Stuhlgang – als Folge davon sinkt das Gesamt- und LDL-Cholesterin deutlich, nicht jedoch das schützende HDL-Cholesterin. In geringen Mengen kommen sie natürlicherweise in fettreichen, pflanzlichen Nahrungsmitteln wie Nüssen, Hülsenfrüchten, Sonnenblumenkernen, Sojabohnen sowie Sesamsamen vor.

Pflanzliche Öle haben auch einen relativ hohen Phytosteringehalt. Die cholesterinsenkende Wirkung von Phytosterinen ist besonders hoch, wenn sie in Fett gelöst sind – wie beispielsweise in Margarine

Bei durchschnittlicher Ernährung werden 0,2 bis 0,4 Gramm täglich aufgenommen. Um einen ausreichenden Effekt auf den LDL-Wert zu erzielen, ist eine tägliche Zufuhr von 1,5 bis 2,0 Gramm notwendig.

Welches Fett empfiehlt sich für den täglichen Gebrauch?

Als Aufstrichfett bieten sich dünn gestrichene Halbfett- oder Diätmargarine an.

Speisefette im Vergleich

Lebensmittel jeweils 100 g	Energie kcal	Fett g	gesättigte FS g	einfach unge- sättigte FS g	mehrfach unge- sättigte FS g
Butter	741	83,2	50,5	25,1	3,1
Butter, halbfett	382,5	39,8	24,1	12	1,5
Butterschmalz	881	99,5	60,4	30	3,7
Erdnussbutter/-mus	598	50	9,8	25,2	12,5
Margarine, pflanzlich, Linolsäure 30–50 %	710	80	23,3	18,8	34,4
Margarine, Linolsäure > 50 %	709	80	19	15,6	41,8
Margarine, halbfett, Linolsäure 30–50 %	362	40	10,1	10,7	17,5
Schweineschmalz/-fett	882	99,7	39,4	45,2	10,8
Rüböl (Rapsöl)	875,5	99	7,7	55,1	31,9
Distelöl (Safloröl)	880	99,5	8,9	11,8	74,4
Olivenöl	882	99,6	14,7	71,2	9,3
Maiskeimöl	883,5	99,9	14,7	25,5	55,3
Sojaöl	872	98,6	14	23,8	56,5
Walnussöl	880	99,5	10,7	16,2	68,2

Besonders gut ist Margarine, der Phytosterine zugesetzt sind. Inzwischen gibt es eine Reihe von Produkten, denen die Cholesterinspiegel senkenden Phytosterine, die in geringen Mengen Bestandteil der Ernährung sind, enthalten sind. Dazu gehören unter anderem Milchprodukte.

Als Kochfett ist gut erhitzbares Pflanzenöl (Maiskeim-, Soja-, Raps-, Lein- oder Diät-Pflanzenöl) in kleinen Mengen das richtige Maß. Für den Salat bietet sich pro Portion ein Teelöffel Walnuss-, Sonnenblumen- oder Diätpflanzenöl an.

Verzichten Sie auf fettreiche Wurst (versteckte Fette!) und Käse, ziehen Sie fettarme Wurst- und Käsesorten wie Harzer Käse, Hüttenkäse, Kochkäse und Magerquark vor. Wurstsorten, die wenig Fett enthalten, sind Schinken (roh und gekocht), Sülzen und Aspikwurst, kalter Braten und Roastbeef, Lachsschinken sowie Geflügel- und so genannte Diätwurst.

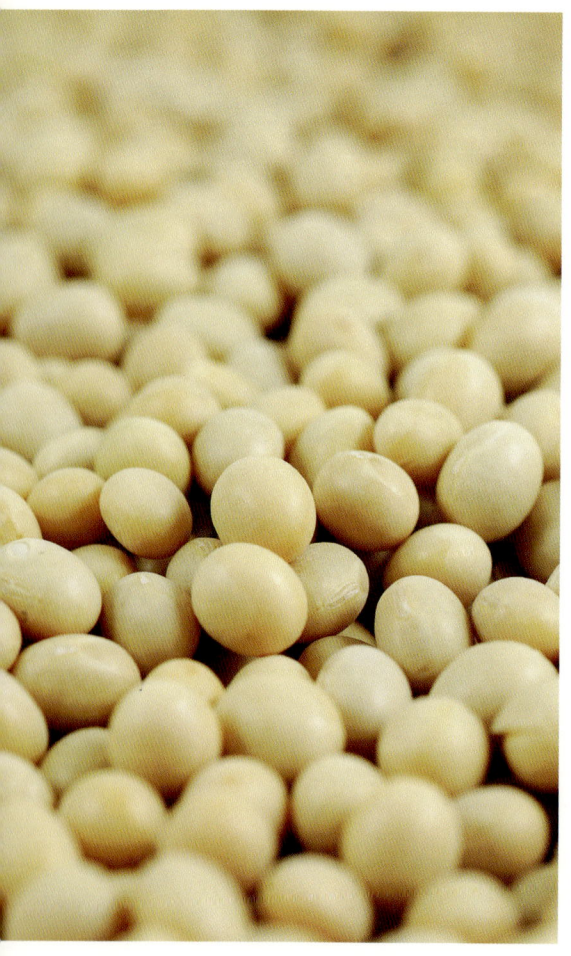

Eiweiß – ein wichtiger Nährstoff

Eiweiß (Protein) ist lebensnotwendig und dient dem Körper als wichtigster Baustoff beispielsweise für Muskulatur und Hormone. Ein Gramm Eiweiß liefert vier Kilokalorien.

In Deutschland liegt die durchschnittliche Eiweißzufuhr mit fast 100 Gramm höher als die Empfehlungen. Zu viel Eiweiß fördert aber die Entstehung von Hyperurikämie und Gicht, da über eiweißreiche Nahrungsmittel gleichzeitig reichlich Purine aufgenommen werden.

Pflanzliche Eiweiße (zum Beispiel Soja) wirken sich jedoch Cholesterinspiegel senkend aus. Die tägliche Eiweißzufuhr sollte 15 Energieprozent nicht übersteigen, als Faustregel gilt maximal ein Gramm Eiweiß pro Körperkilogramm.

Für Diabetiker ist Soja und Fisch besonders gut. Menschen, die unter Hyperurikämie leiden, müssen beachten, dass viele Sojaprodukte relativ viele Purine enthalten. Menschen, die abnehmen möchten oder sollen, dürfen aber auch nicht zu wenig Eiweiß aufnehmen, denn Eiweiß hat einen sättigenden Effekt und beugt dem Muskelabbau vor.

Vitamine und Mineralstoffe

Vitamine und Mineralstoffe sind lebensnotwendige Substanzen, die Steuerungsaufgaben haben oder zum Aufbau von Geweben (beispielsweise Kalzium für Knochen) benötigt werden. Im Rahmen einer ausgewogenen, herz- und gefäßgesunden Ernährung liegt die Vitamin- und Mineralstoffzufuhr bei den meisten im grünen Bereich. Lediglich die Zufuhr der Mineralstoffe Fluorid, Magnesium, Jod, Zink und Eisen sowie der B-Vitamine (insbesondere Folsäure) reicht bei vielen Gesunden nicht aus.

In den letzten Jahren wird auf bestimmte Vitamine, so genannte Antioxidanzien, großen Wert gelegt. Sie sollen unter anderem vor Herzinfarkt und Arteriosklerose schützen. Allein durch die Zufuhr dieser Vitamine – Vitamin A, C und E – ist das aber nicht möglich. Wichtig ist, dass die Versorgung mit antioxidativen Vitaminen gut ist und gleichzeitig die richtigen Fette, also hochwertiges Pflanzenöl oder Diätmargarine, zugeführt werden, denn diese enthalten reichlich Vitamin E, das vor der Oxidation, der schädlichen Auswirkung des Sauerstoffs auf die Körperzellen, schützt. Zusätzlich ist es sinnvoll, zum Schutz der Gefäße und des Herzens täglich ein bis zwei Gläser ACE-Saft zu trinken.

Der Fluorid- und Jodbedarf sowie Folsäurebedarf ist leicht über fluoridiertes Jodsalz mit Folsäure und dem regelmäßigen Verzehr von Seefisch sowie das Trinken von schwarzem Tee zu decken.

Kalium hat einen blutdrucksenkenden Effekt. Daher sollten Hypertoniker reichlich davon aufnehmen. Der Mineralstoff ist insbesondere in Gemüse, reichlich in Kartoffeln und Obst enthalten. Außerdem scheint auch eine erhöhte Magnesiumaufnahme den Blutdruck zu senken.

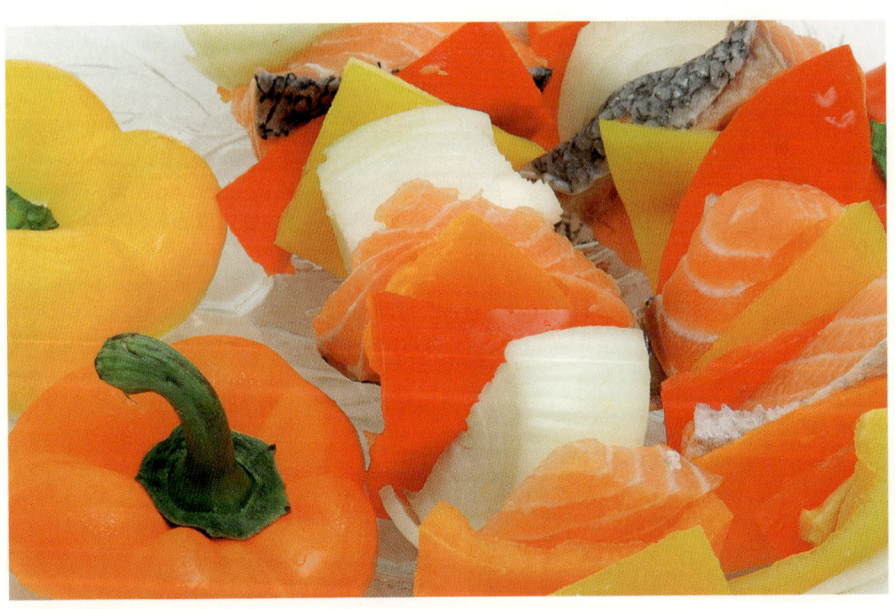

Richtig trinken

Jeder Mensch sollte täglich mindestens zwei Liter trinken. Besonders gut für Ihre Gesundheit sind Mineralwasser, Kräuter- und Früchtetee, ungezuckerte Obst- und Gemüsesäfte sowie Leitungswasser.

Kaffee und Tee sind auch erlaubt, sie enthalten jedoch Teein und Koffein,

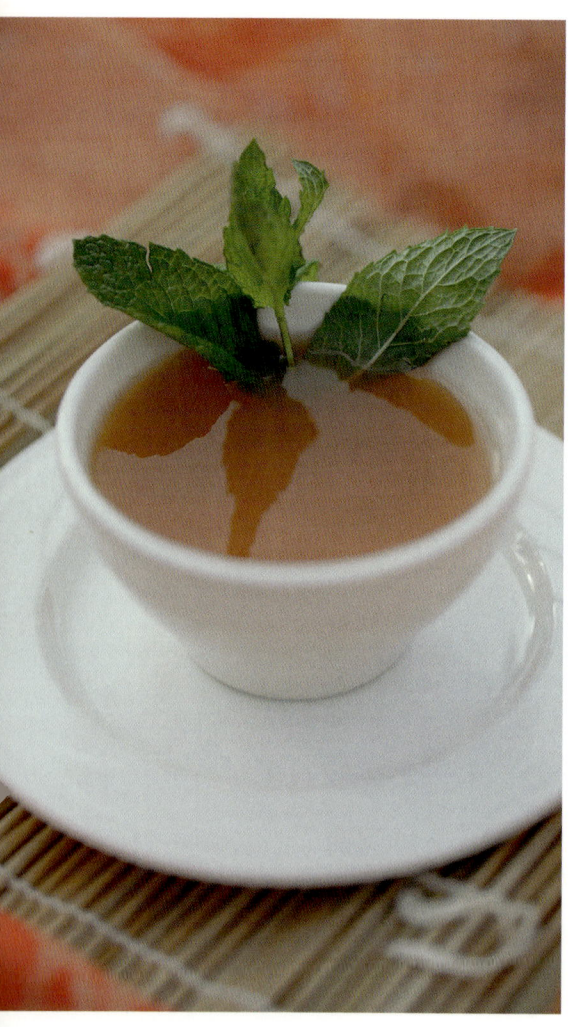

was dem Herzen zu schaffen machen kann. Daher ist es nicht sinnvoll, täglich mehr als vier Tassen Kaffee oder Schwarztee zu trinken. Beachten Sie, dass sehr große Kaffeemengen – ungefilterter Kaffee – auch den Cholesterinspiegel erhöhen können. Ungefilterter Kaffee ist den Gefäßen nicht zuträglich. Wer auf Kaffee mit Herzrasen und erhöhtem Blutdruck reagiert, sollte lieber koffeinfreien Kaffee verwenden. Reizstoffarmer Kaffee ist bei Menschen, die unter Magenproblemen leiden, empfehlenswert. Studien zeigen, dass normaler Filterkaffee ein besonders geringes Risiko auslöst. Kaffee ist nach aktuellen wissenschaftlichen Erkenntnissen reich an Antioxidanzien und gesundheitsförderlichen sekundären Pflanzenstoffen.

Grüner Tee enthält auch Koffein, aber auch reichlich gesundheitsförderliche Substanzen. Diese schützen nicht nur vor Krebserkrankungen, sondern auch vor Herz-Kreislauf-Erkrankungen. Grüner Tee gehört zu den gesündesten Getränken überhaupt. Getränke sollten möglichst keinen Zucker enthalten, da dieser reichlich Kalorien enthält und leicht zur Erhöhung der Triglyzeride führen kann. Als Ersatz können Süßstoffe dienen, die insbesondere in Getränken nachweislich für eine geringere Kalorienbelastung und die Möglichkeit einer Gewichtsreduktion führen. Süßstoffe gehören zu den bestgeprüften Zusatzstoffen. Sie sind definitiv nicht ungesund, lösen keine Krebserkrankungen aus und haben auch keinen Einfluss auf die Hunger-Sättigungsregulation. Sie erhöhen nach verschiedenen Studien auch nicht den Appetit auf Süßigkeiten. Im Gegenteil: Süßstoffe können bei der Gewichtsreduktion helfen.

Richtig trinken bei Bluthochdruck

Auch Hypertoniker sollten reichlich trinken. Nur Alkohol hat einen negativen Effekt. Daher sollten Menschen, die unter erhöhtem Blutdruck leiden, möglichst keinen oder wenig Alkohol aufnehmen. Besonders alkoholreich sind Spirituosen. Demgegenüber ist Bier relativ alkoholarm. Auch wenn der Begriff flüssiges Brot etwas übertrieben ist, enthält Bier relativ viele wertvolle Inhaltsstoffe und ist daher den meisten anderen alkoholhaltigen Drinks überlegen. Aber auch Bier sollte nicht täglich getrunken werden. Gegen ein Glas Bier bei Feiern ist jedoch nichts einzuwenden. Wichtig ist, dass Alkohol grundsätzlich nicht zusammen mit den Bluthochdruck-Medikamenten eingenommen wird, denn Alkohol verändert die Wirkung der Medikamente. Daher ist auch in den Einnahmehinweisen ein entsprechender Hinweis angegeben.

Wein wird oftmals ein herzschützender Effekt nachgesagt. Das entspricht aber wohl mehr den Vorstellungen der Weinbauern als der Wissenschaft.

Wichtig ist, dass entgegen anderer Aussagen Kaffee, vor allem Filterkaffee, weit weniger Einfluss auf die Blutfettwerte und den Blutdruck hat. Die Blutdruckerhöhung ist minimal und bei Menschen, die regelmäßig Kaffee trinken sogar kaum messbar. Es ist also unproblematisch, täglich Kaffee zu trinken. Bluthochdruckpatienten können – müssen aber nicht – von der Wahl eines koffeinarmen oder -freien Kaffees profitieren. Der klassische Schonkaffee hingegen ist nicht etwa koffeinfrei, sondern arm an Reizstoffen und eher für Menschen sinnvoll, die unter Magenproblemen leiden. Übrigens enthalten auch Cola-Getränke, Kakao und schwarzer Tee relativ viel Kof-

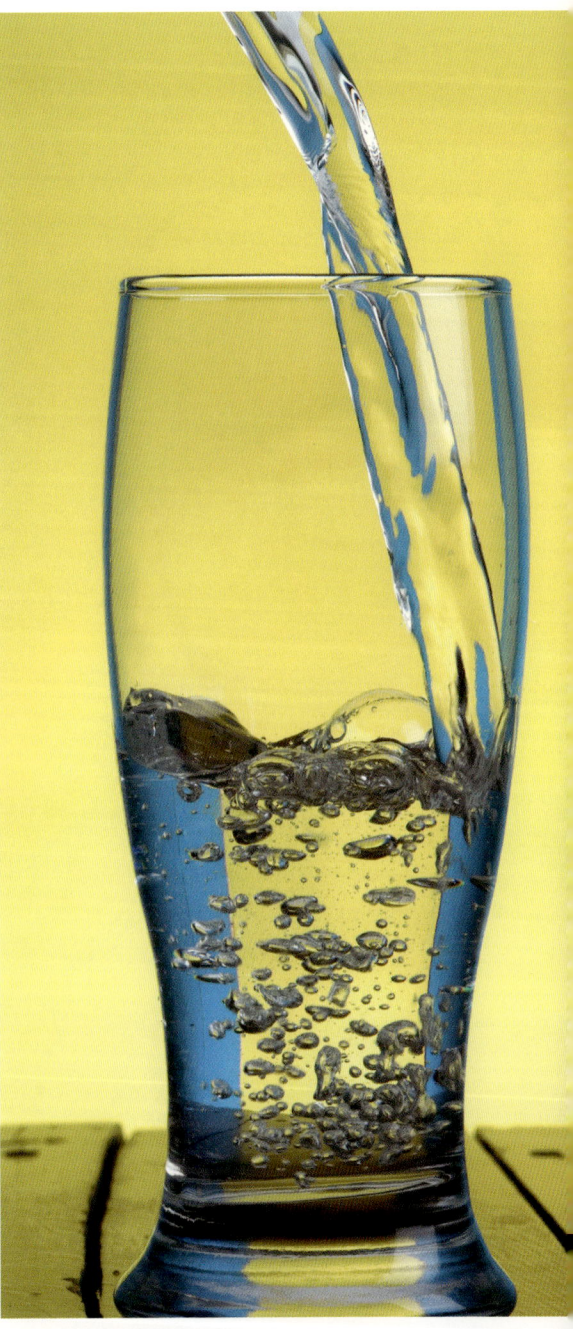

fein. Besonders viel davon ist in so genannten Energydrinks enthalten. Diese sollten Menschen, die unter Bluthochdruck leiden, nicht trinken.

Wissenschaftliche Studien zeigen, dass ungefilterter Kaffee den Cholesterinspiegel erhöhen kann. Daher sollten Menschen mit erhöhten Blutfetten grundsätzlich Filterkaffee trinken.

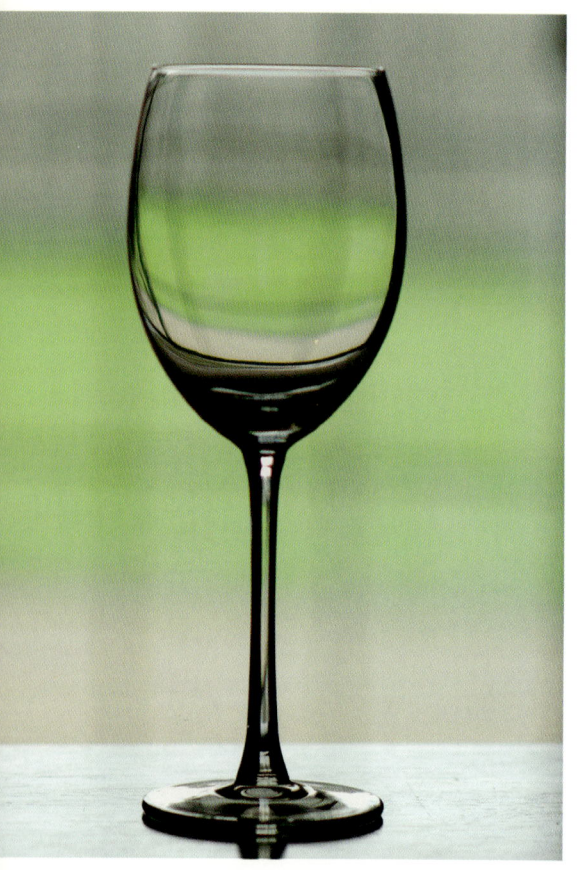

Alkohol schädigt Herz und Gefäße

Alkohol liefert fast so viele Kalorien wie Fett und enthält rund sieben Kilokalorien pro Gramm. Für übergewichtige Menschen sind alkoholische Getränke daher besonders ungeeignet. Wissenschaftlich gesehen ist die Behauptung, alkoholische Getränke wie Rotwein seien gut für das Herz oder die Blutgefäße, schlichtweg falsch.

Alkohol ist ein Giftstoff mit einer hohen Suchtgefahr. Sicherlich spricht nichts gegen den moderaten Genuss von niedrigprozentigen Alkoholika wie Rotwein, Weißwein oder Bier – das bedeutet, nicht mehr als ein Glas pro Tag! Die täglich aufgenommene Menge Alkohol sollte zehn bis 15 Gramm nicht überschreiten. Laut Statistik trinken jedoch elf Prozent der Frauen und 27 Prozent der Männer mehr als ein oder zwei Glas alkoholischer Getränke pro Tag. Menschen, die unter erhöhten Triglyzeridwerten leiden, sollten ganz auf Alkohol verzichten.

Die oft gepriesenen sekundären Pflanzenstoffe, die in Rotwein in geringer Menge vorkommen, können Sie in großer Menge über Obst, Gemüse, Nüsse und Samen sowie Getreide aufnehmen. Alkoholkonsum kann Herzrhythmusstörungen auslösen und verträgt sich nicht mit Medikamenten, die zur Vorbeugung und Behandlung von Herz-Kreislauf-Erkrankungen verabreicht werden. Alkoholika erhöhen den Blutdruck und damit auch das Schlaganfall- und Herzinfarktrisiko!

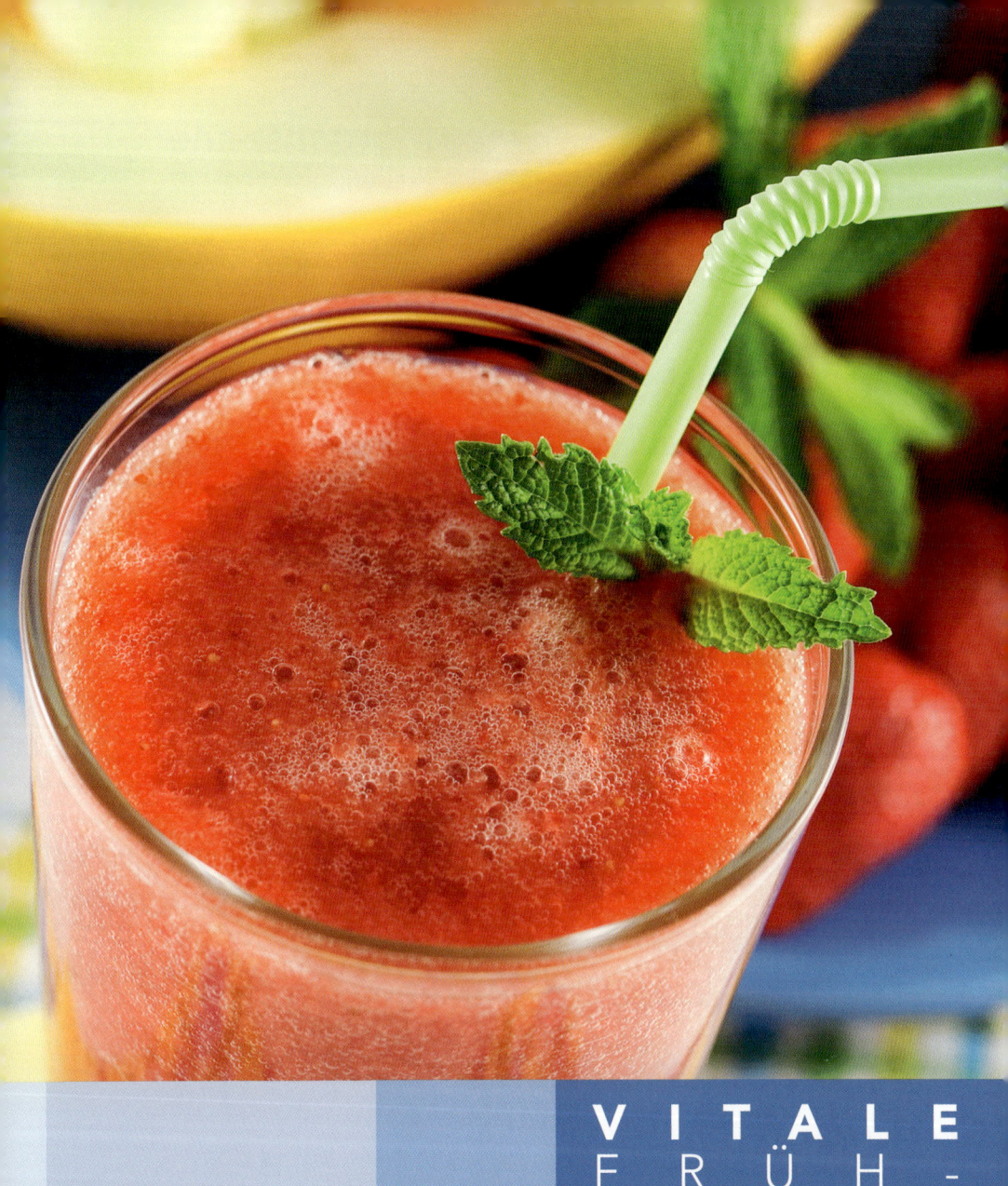

Um gesund in den Tag zu starten, sollten Sie sich ein leckeres, ballaststoffreiches Frühstück mit ausgewogenem Nährstoffgehalt gönnen. Die folgenden Rezepte sind reich an Vitaminen und Mineralstoffen, dabei kalorienarm – eine Wohltat für Herz und Gefäße! Ein phantasievoll zubereitetes, zuckerfreies Müsli mit viel frischem Obst, ballaststoffreiches Vollkornbrot zur Senkung des Cholesterinspiegels oder ein Powerdrink aus Gemüse und frischen Früchten helfen Ihnen, morgens in Schwung zu kommen!

Morgensonne
geht schnell

Zutaten für 2 Portionen
250 g Möhren
80 g Sellerie
½ Zitrone
200 ml stilles Wasser
Zubereitungszeit: 10 Minuten

Zubereitung

Die Möhren und den Sellerie putzen, waschen und im Entsafter zu Saft pressen.

Die Zitrone auspressen, den Saft dazugeben und mit 1–2 Eiswürfeln verrühren. Anschließend mit dem Mineralwasser auffüllen und in einem Glas servieren.

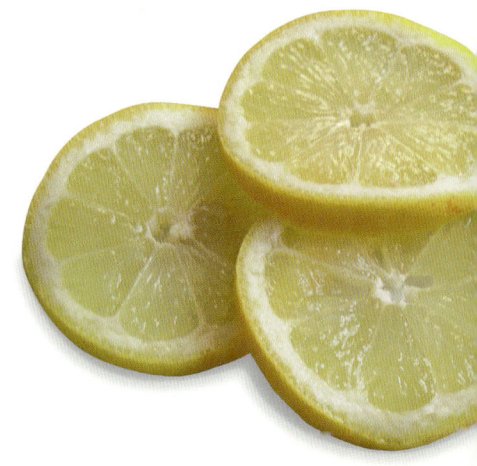

Tipps & Hinweise

Gleich eine größere Menge zubereiten.

Dieses Rezept ist geeignet für Hypercholesterin- und Hypertriglyzeridämie- sowie Bluthochdruckpatienten.

Muntermacher

geht schnell

Zutaten für 2 Portionen
2 Möhren
1 kleine Rote Bete
1 Apfel
1 Orange
1 Zitrone
1 Prise Ingwer
Zubereitungszeit: 10 Minuten

Zubereitung

Die Möhren waschen und putzen, die Rote Bete schälen und vierteln. Den Apfel vierteln und vom Kerngehäuse befreien. Anschließend das Gemüse zusammen mit dem Apfel im Entsafter zu Saft pressen.

Danach Orange und Zitrone auspressen, den Saft hinzugeben und mit dem Ingwer abschmecken.

Tipps & Hinweise

Gleich eine größere Menge zubereiten.

Dieses Rezept ist geeignet für Hypercholesterinämie- und Bluthochdruckpatienten.

Fruchtbombe

geht schnell

Zutaten für 2 Portionen
300 g Weintrauben
2 Bananen
2 Kiwis
2 Orangen
etwas Zitronensaft
Zubereitungszeit: 10 Minuten

Zubereitung

Die Bananen und die Kiwis schälen und in Stücke schneiden.

Die Trauben waschen und zusammen mit den Bananen und den Kiwis im Entsafter zu Saft pressen. Die Orangen auspressen, den Orangen- sowie etwas Zitronensaft hinzugeben. Das Getränk anschließend in zwei Gläser füllen und servieren.

Eine Portion enthält:
200 kcal/836 Kilojoule
3 g Eiweiß
1 g Fett
45 g Kohlenhydrate
5 g Ballaststoffe
0,3 g mF
0,1 g eF
0,3 g gF
0 mg Cholesterin

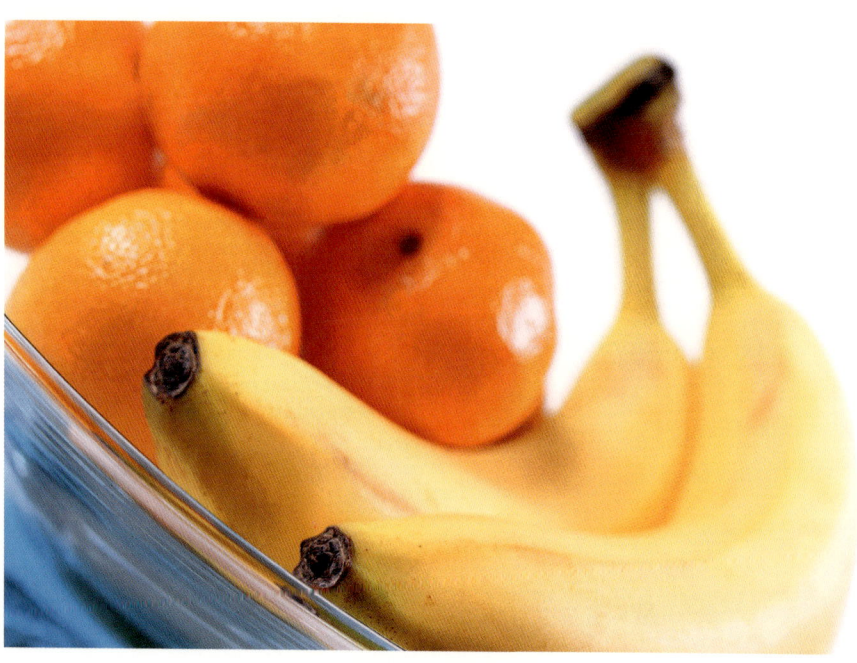

Tipps & Hinweise

Gleich eine größere Menge zubereiten.

Dieses Rezept ist geeignet für Hypercholesterinämie- und Bluthochdruckpatienten.

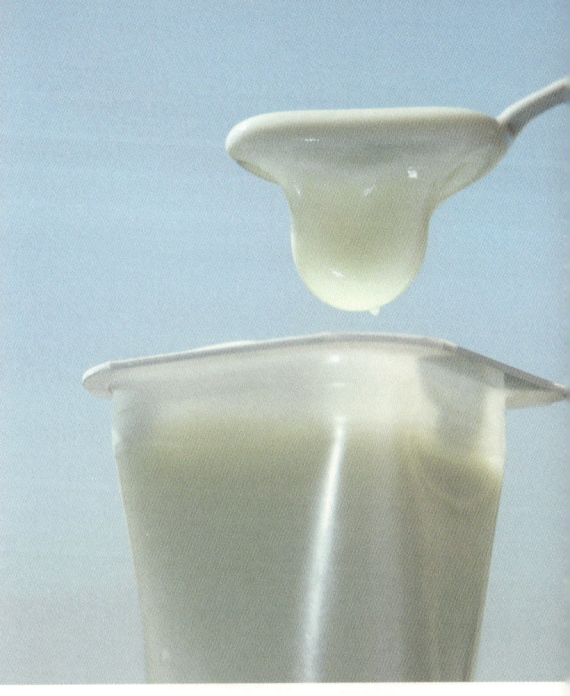

Frischkornmüsli

gelingt leicht

Zutaten für 2 Portionen

100 g Weizenschrot

8 EL fettarmer Joghurt

4 EL Apfeldicksaft oder Honig

400 g gemischtes Obst

**Zubereitungszeit: 10 Minuten
Einweichzeit: 12 Stunden**

Eine Portion enthält:

230 kcal/961 Kilojoule

5 g Eiweiß

2 g Fett

48 g Kohlenhydrate

4 g Ballaststoffe

0,3 g mF

0,3 g eF

0,5 g gF

2 mg Cholesterin

Zubereitung

Den Weizenschrot mit 100 ml Wasser verrühren und über Nacht zugedeckt stehen lassen. Am nächsten Morgen Joghurt und Apfeldicksaft unter den Schrot rühren.

Das Obst klein schneiden und mit dem Müsli anrichten.

Tipps & Hinweise

Dieses Rezept ist geeignet für Hypercholesterinämie- und Bluthochdruckpatienten.

Kräutermüsli

gelingt leicht

Zutaten für 2 Portionen

8 EL Weizen, grob geschrotet

8 EL Wasser

1 Möhre

1 Apfel

4 EL Sonnenblumenkerne

4 EL geh. Kräuter

1 Prise fluoridiertes Jodsalz mit Folsäure

300 g fettarmer Joghurt

2 EL saure Sahne, 10 % Fett

evtl. etwas Honig oder Süßstoff

**Zubereitungszeit: 15 Minuten
Einweichzeit: 12 Stunden**

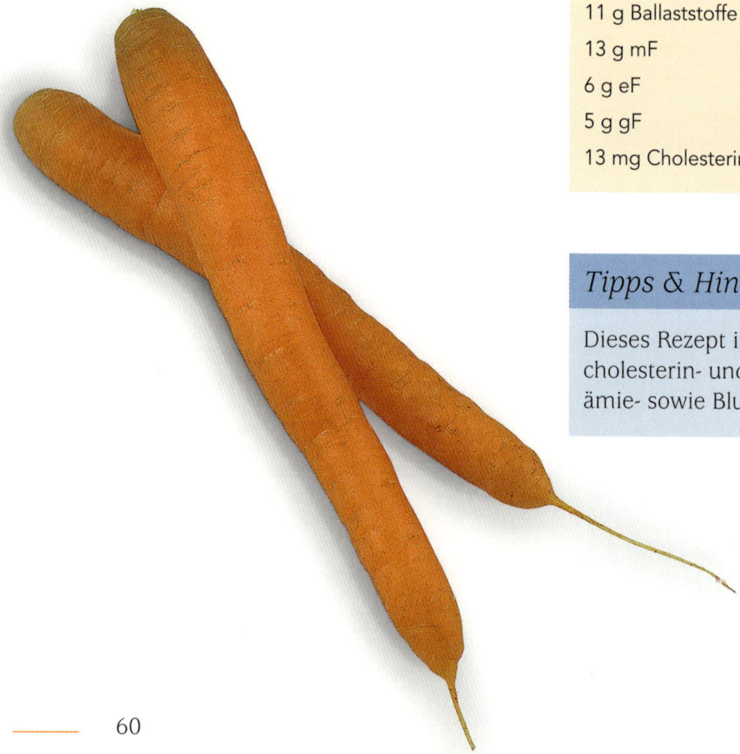

Zubereitung

Den Weizenschrot mit dem Wasser verrühren und über Nacht kühl und abgedeckt quellen lassen.

Die Möhre schälen und grob raspeln. Den Apfel entkernen und mit Schale klein schneiden oder grob raspeln. Den Getreidebrei mit Sonnenblumenkernen, Möhre, Apfel, Kräutern, Salz, Joghurt und saurer Sahne vermengen. Eventuell mit etwas Honig oder Süßstoff abschmecken.

Eine Portion enthält:

500 kcal/2090 Kilojoule

21 g Eiweiß

25 g Fett

48 g Kohlenhydrate

11 g Ballaststoffe

13 g mF

6 g eF

5 g gF

13 mg Cholesterin

Tipps & Hinweise

Dieses Rezept ist geeignet für Hypercholesterin- und Hypertriglyzeridämie- sowie Bluthochdruckpatienten.

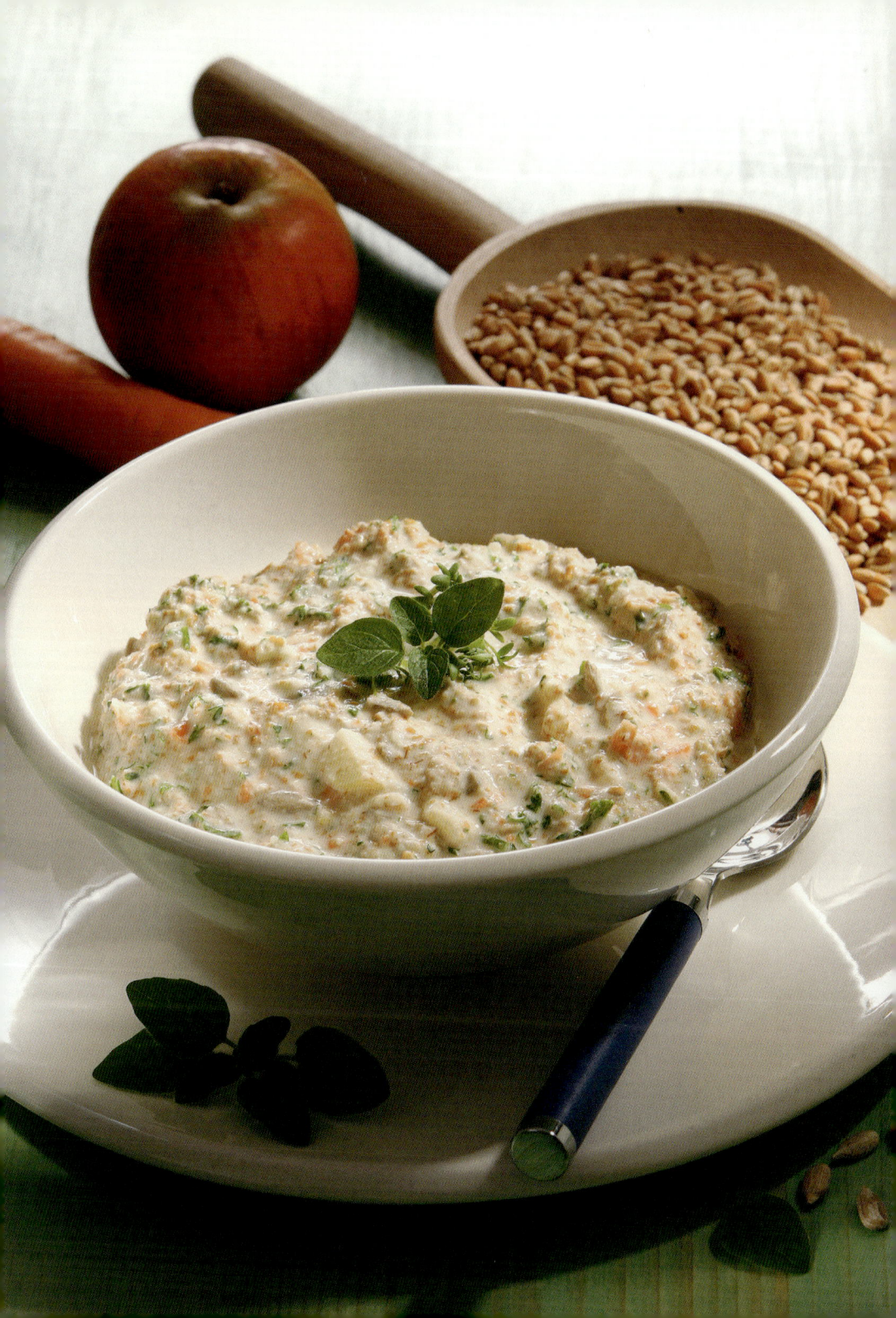

Bananenschaum-müsli

geht schnell

Zutaten für 2 Portionen

50 g Haferflocken

2 TL Kokosraspel

etwas frischer Ingwer

1 Orange

1 Banane

250 g fettarme Dickmilch

Zubereitungszeit: 15 Minuten

Zubereitung

Die Haferflocken zusammen mit den Kokosraspeln 5 Minuten anrösten.

Die Ingwerwurzel schälen und fein reiben. Die Orange schälen, in Stücke schneiden und mit dem Ingwer und den Haferflocken mischen.

Die Banane schälen, im Mixer zusammen mit der Dickmilch pürieren und anschließend über die Haferflockenmischung geben.

Eine Portion enthält:

280 kcal/1170 Kilojoule

9 g Eiweiß

7 g Fett

43 g Kohlenhydrate

6 g Ballaststoffe

0,9 g mF

1,4 g eF

4,3 g gF

8 mg Cholesterin

Tipps & Hinweise

Dieses Rezept ist geeignet für Hypercholesterinämie- und Bluthochdruckpatienten.

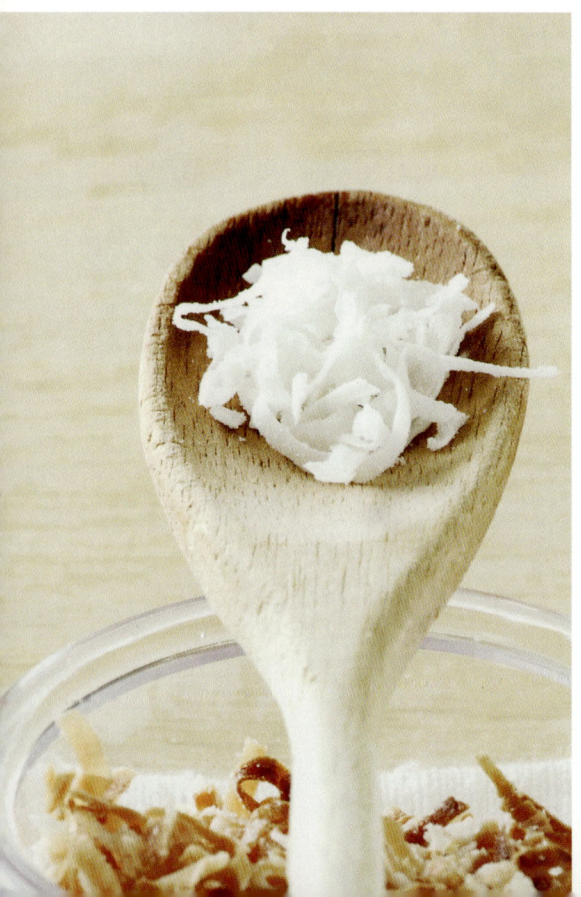

Frühstückshörnchen

preisgünstig

Zutaten für 8 Hörnchen

20 g Hefe
250 ml lauwarmes Wasser
½ TL Zucker
400 g Dinkelmehl
1 TL fluoridiertes Jodsalz mit Folsäure

Zubereitungszeit: etwa 45 Minuten
Gehzeit: etwa 1 Stunde 45 Minuten

Ein Hörnchen enthält:

- 163 kcal/681 Kilojoule
- 7 g Eiweiß
- 2 g Fett
- 30 g Kohlenhydrate
- 5,5 g Ballaststoffe
- 0,6 g mF
- 0,2 g eF
- 1,2 g gF
- 0 mg Cholesterin

Zubereitung

Die Hefe in 100 ml des lauwarmen Wassers mit dem Zucker verrühren und etwa 15 Minuten bei Raumtemperatur gehen lassen.

Das Mehl mit dem Salz in einer Schüssel mischen und mit dem Hefeansatz und dem restlichen Wasser verkneten. Den Teig zugedeckt ungefähr eine Stunde gehen lassen. Den Teig dann noch einmal gut durchkneten und in vier Portionen teilen.

Die Teigstücke quadratisch ausrollen, quer halbieren und die entstandenen Dreiecke zur Spitze hin aufrollen. Die Hörnchen auf ein mit Backpapier ausgelegtes Backblech setzen und zugedeckt nochmals 25–30 Minuten gehen lassen. Dann im vorgeheizten Backofen bei 225 °C 30–40 Minuten backen. Sie gehen besonders gut auf, wenn man eine Schüssel mit kaltem Wasser auf den Backofenboden stellt.

Tipps & Hinweise

Die Hörnchen schmecken besonders köstlich mit Marmelade als Belag.

Dieses Rezept ist geeignet für Hypercholesterin- und Hypertriglyzeridämie- sowie Bluthochdruckpatienten.

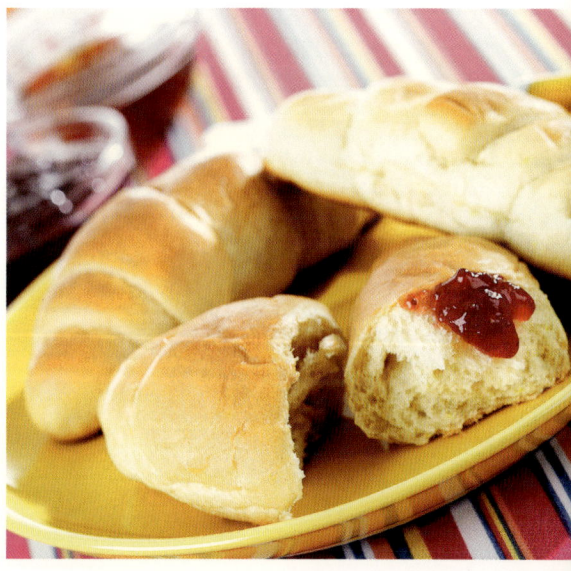

Apfel-Möhren-Rohkost

geht schnell

Zutaten für 2 Portionen

1 mittelgroßer Apfel

2 mittelgroße Möhren

fluoridiertes Jodsalz mit Folsäure

Pfeffer

2 TL Honig

3 EL Zitronensaft

1 EL Diätpflanzenöl

2 EL geh. Haselnüsse

einige Blätter Zitronenmelisse

Zubereitungszeit: 15 Minuten

Zubereitung

Apfel waschen, vierteln, Kerngehäuse entfernen und mit Schale raspeln. Möhren schälen, waschen und ebenfalls fein raspeln.

Salz, Pfeffer und Honig mit Zitronensaft und Diätpflanzenöl vermischen und zusammen mit 1 EL Haselnüssen und etwas gehackter Zitronenmelisse unter die Apfel-Karotten-Rohkost heben.

Auf zwei Schalen verteilen, mit einigen Blättern Zitronenmelisse und den restlichen Haselnüssen dekorieren.

Eine Portion enthält:

200 kcal/836 Kilojoule

4 g Eiweiß

10 g Fett

23 g Kohlenhydrate

5 g Ballaststoffe

5 g mF

3,3 g eF

1,7 g gF

0 mg Cholesterin

Tipps & Hinweise

Dieses Rezept ist geeignet für Hypercholesterin- und Hypertriglyzerid-ämie- sowie Bluthochdruckpatienten.

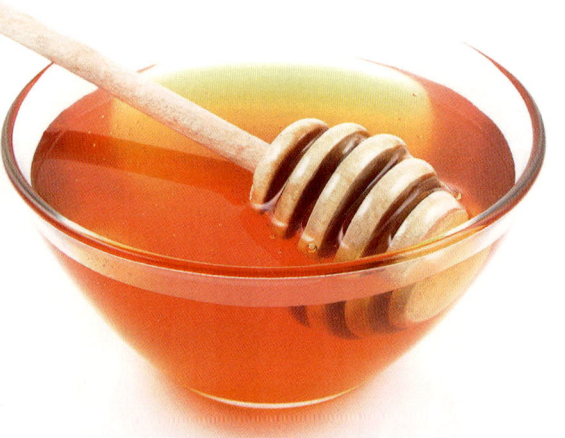

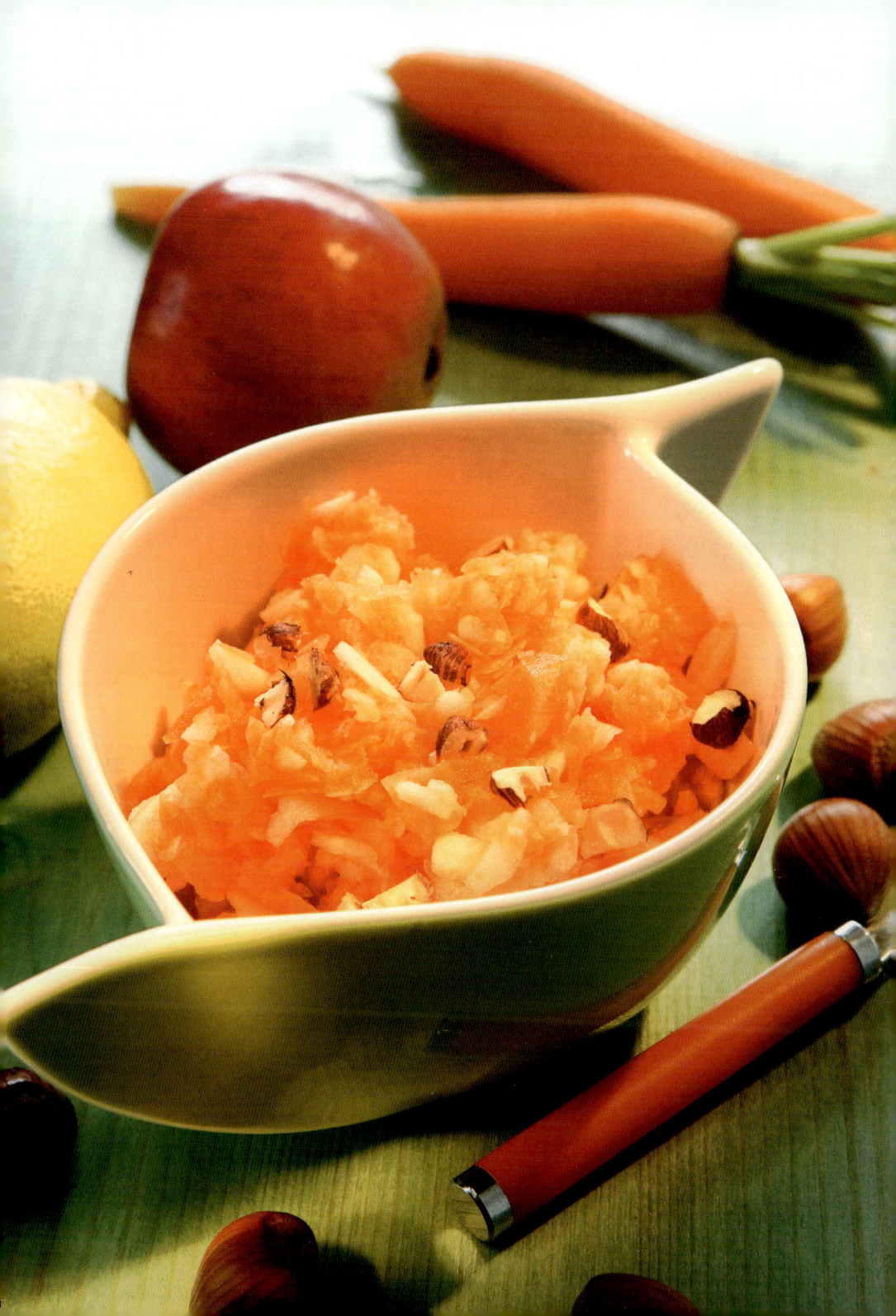

Matjesaufstrich

gelingt leicht

Zutaten für 2 Portionen

5 EL Magerquark

2 TL Diätpflanzenöl

1 kleines Matjesfilet (ca. 60 g)

1 Gewürzgurke (ca. 20 g)

1 kleines Stück Apfel mit Schale (ca. 20 g)

¼ kleine Zwiebel

fluoridiertes Jodsalz mit Folsäure

Pfeffer

1 EL gehackte Petersilie

Zubereitungszeit: 10 Minuten

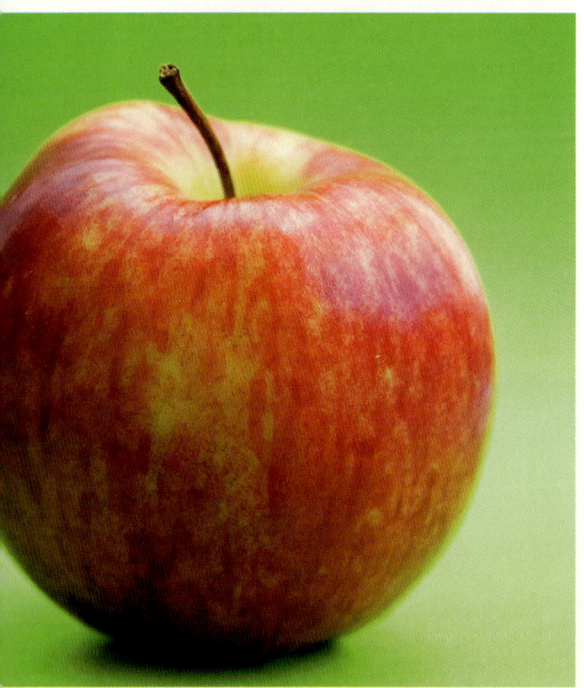

Zubereitung

Den Quark mit dem Diätpflanzenöl gut verrühren. Alle festen Zutaten kleinwürfelig schneiden, dabei berücksichtigen, dass der Apfel mit der Schale verarbeitet wird. Nun alle Zutaten miteinander vermischen. Mit Salz und Pfeffer würzen. Die gehackte Petersilie darüberstreuen und gleich servieren.

Eine Portion enthält:

175 kcal/732 Kilojoule

12 g Eiweiß

12 g Fett

4 g Kohlenhydrate

0,3 g Ballaststoffe

4,4 g mF

4,7 g eF

2,1 g gF

44 mg Cholesterin

Tipps & Hinweise

Beim Würzen vorsichtig sein, da das Matjesfilet sehr salzig ist. Wenn Sie es weniger salzig mögen, können Sie das Matjesfilet mit Wasser abspülen.

Dieses Rezept ist geeignet für Hypercholesterin- und Hypertriglyzeridämie- sowie Bluthochdruckpatienten. Salzsensitive Bluthockdruckpatienten sollten das Salz zum Würzen streichen, etwas mehr Kräuter einsetzen und den Matjes vor der Zubereitung in reichlich Wasser wässern.

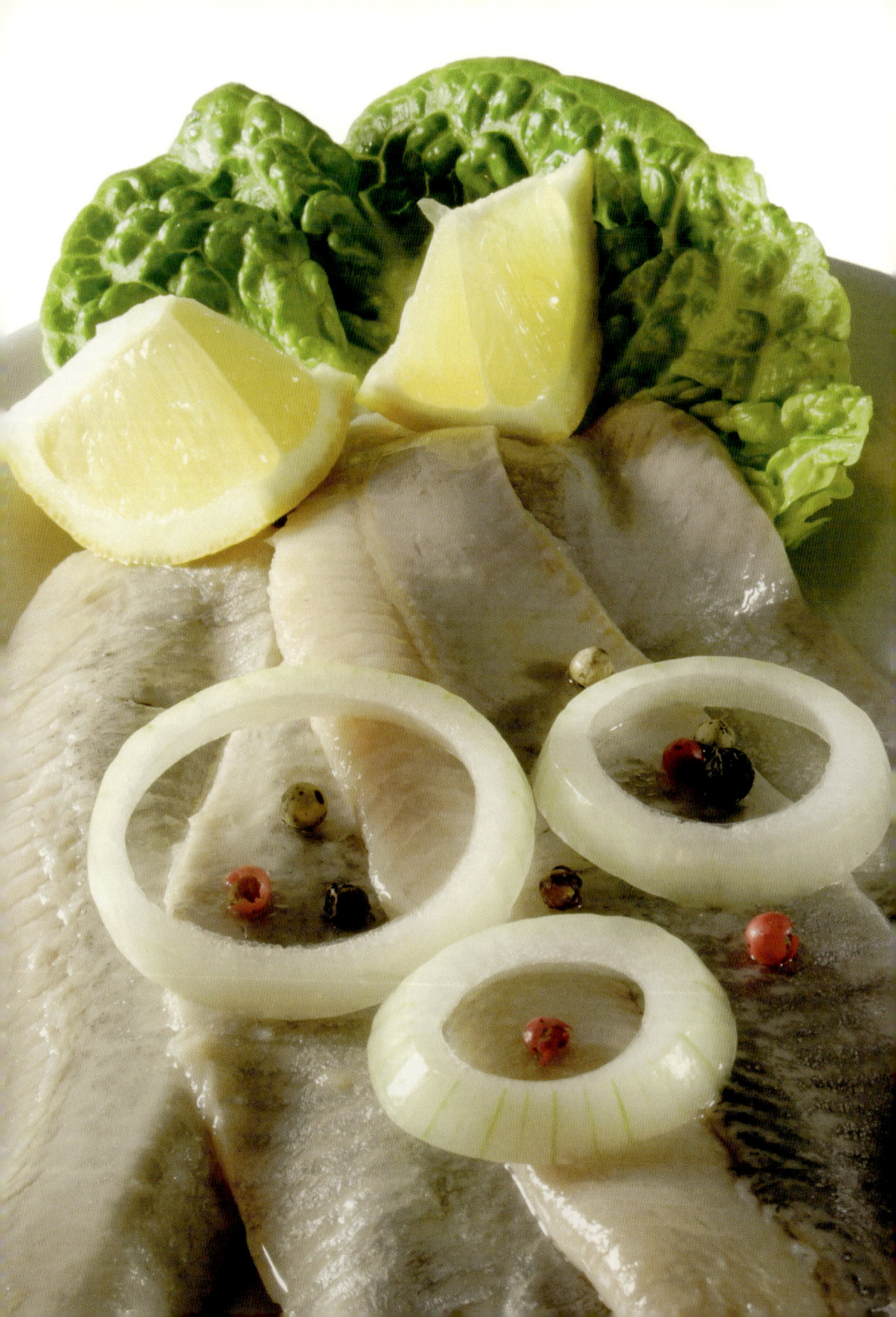

Gemüseaufstrich

gelingt leicht

Zutaten für 2 Portionen

5 Radieschen

1 kleine Möhre

¼ kleine Zwiebel

2 gehäufte EL Magerquark

1 EL Schmand

fluoridiertes Jodsalz mit Folsäure

Zitronensaft

Pfeffer

2 EL gehackte Petersilie/Schnittlauch

Zubereitungszeit: 20 Minuten
Marinierzeit: 1 Stunde

Zubereitung

Radieschen und Möhre putzen, waschen und fein raffeln. Die Zwiebel fein hacken. Quark und Schmand gut verrühren, das Gemüse daruntermengen und mit Salz, Zitronensaft und etwas Pfeffer würzen. Vor dem Servieren eine Stunde ziehen lassen.

Danach mit gehackten Kräutern servieren.

Eine Portion enthält:

65 kcal/272 Kilojoule

5 g Eiweiß

3 g Fett

4 g Kohlenhydrate

2 g Ballaststoffe

0,2 g mF

0,9 g eF

1,9 g gF

9 mg Cholesterin

Tipps & Hinweise

Dieses Rezept ist geeignet für Hypercholesterin- und Hypertriglyzeridämie- sowie Bluthochdruckpatienten.

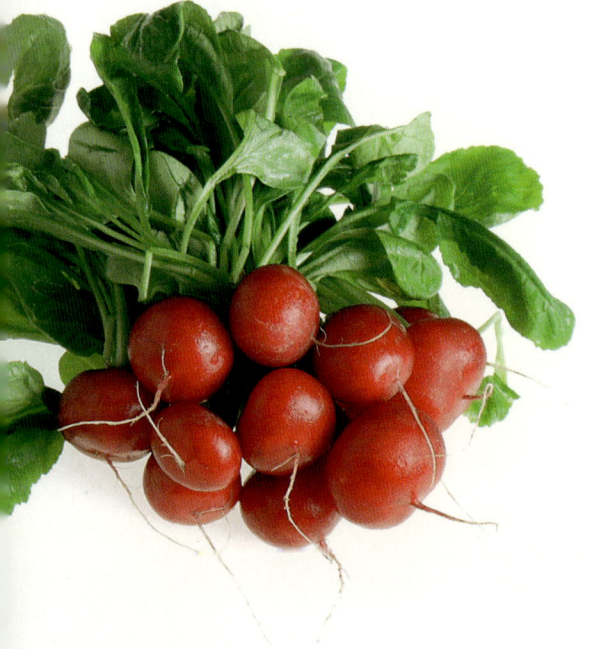

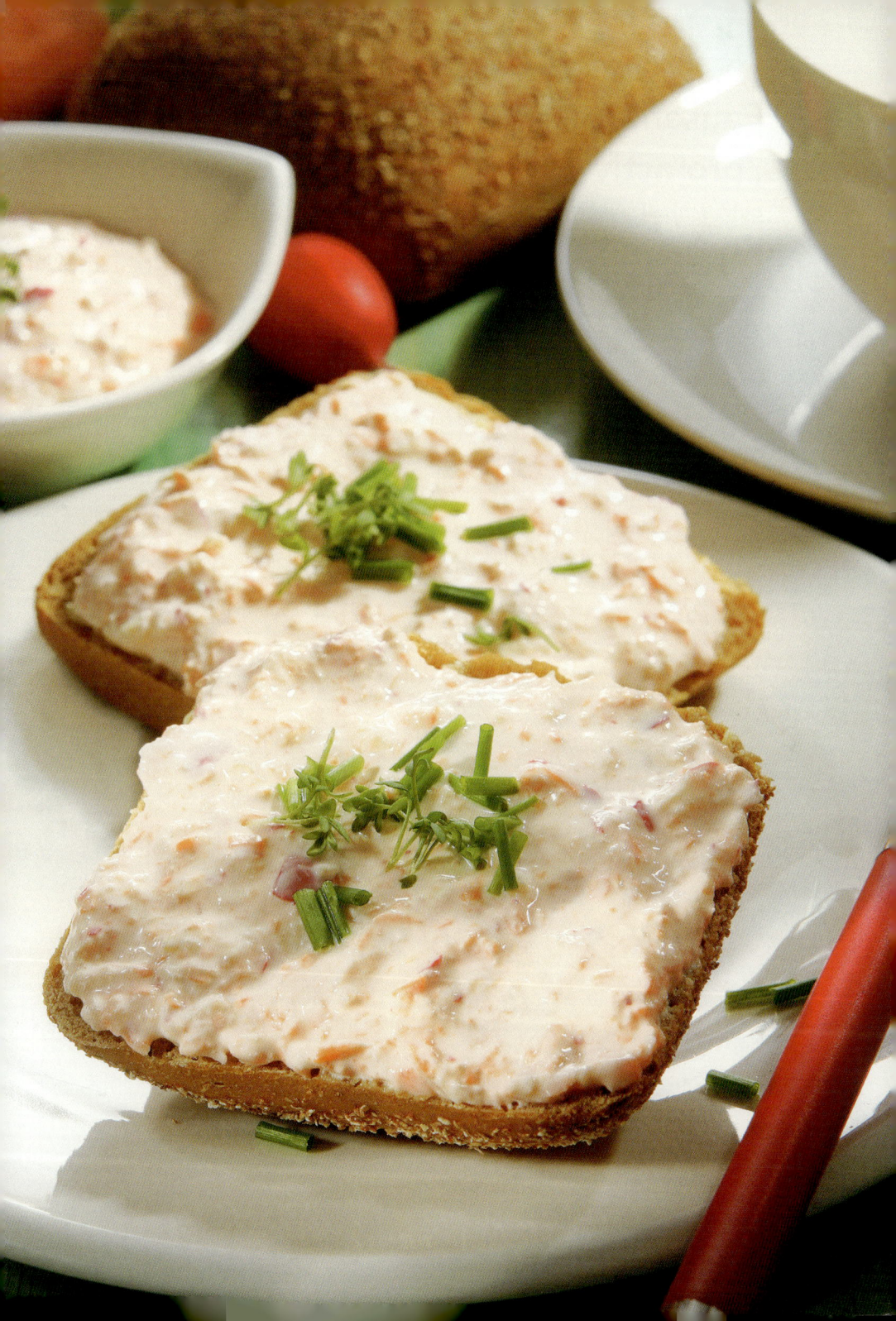

Pausenbrot „pro-activ"

geht schnell

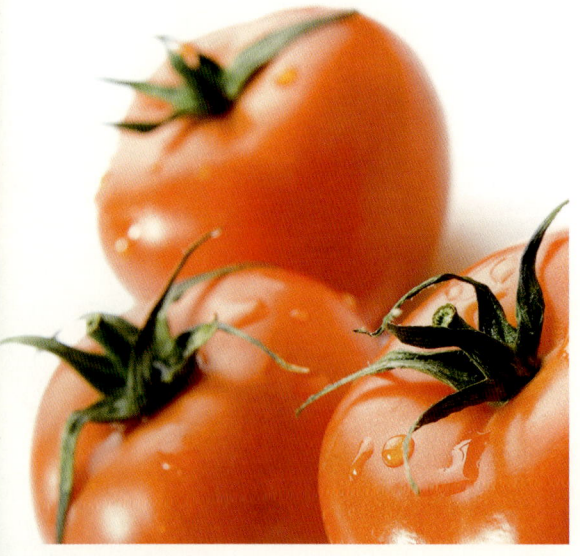

Zubereitung

Das Brot mit der Diätmargarine und dem Hüttenkäse bestreichen. Die Tomaten und die Gurkenscheiben in kleine Würfel schneiden und auf dem Käse verteilen. Mit Sprossen und Kräutern garnieren und mit Salz und buntem Pfeffer würzen.

Eine Portion enthält:

175 kcal/732 Kilojoule

9 g Eiweiß

5 g Fett

24 g Kohlenhydrate

4 g Ballaststoffe

2 g mF

1,4 g eF

1,6 g gF

6 mg Cholesterin

Tipps & Hinweise

Die Verwendung einer deutlich teureren Diätmargarine ist nur dann gerechtfertigt, wenn bereits alle üblichen Diätmaßnahmen (Umstellung der Koch- und Streichfette, generelle Auswahl fettarmer Brotbeläge, Bevorzugung pflanzlicher Lebensmittel, vermehrte körperliche Aktivität) nicht den gewünschten Erfolg (Reduktion der Blutfett- bzw. Cholesterinwerte) gezeigt haben.

Dieses Rezept ist geeignet für Hypercholesterin- und Hypertriglyzeridämie- sowie Bluthochdruckpatienten.

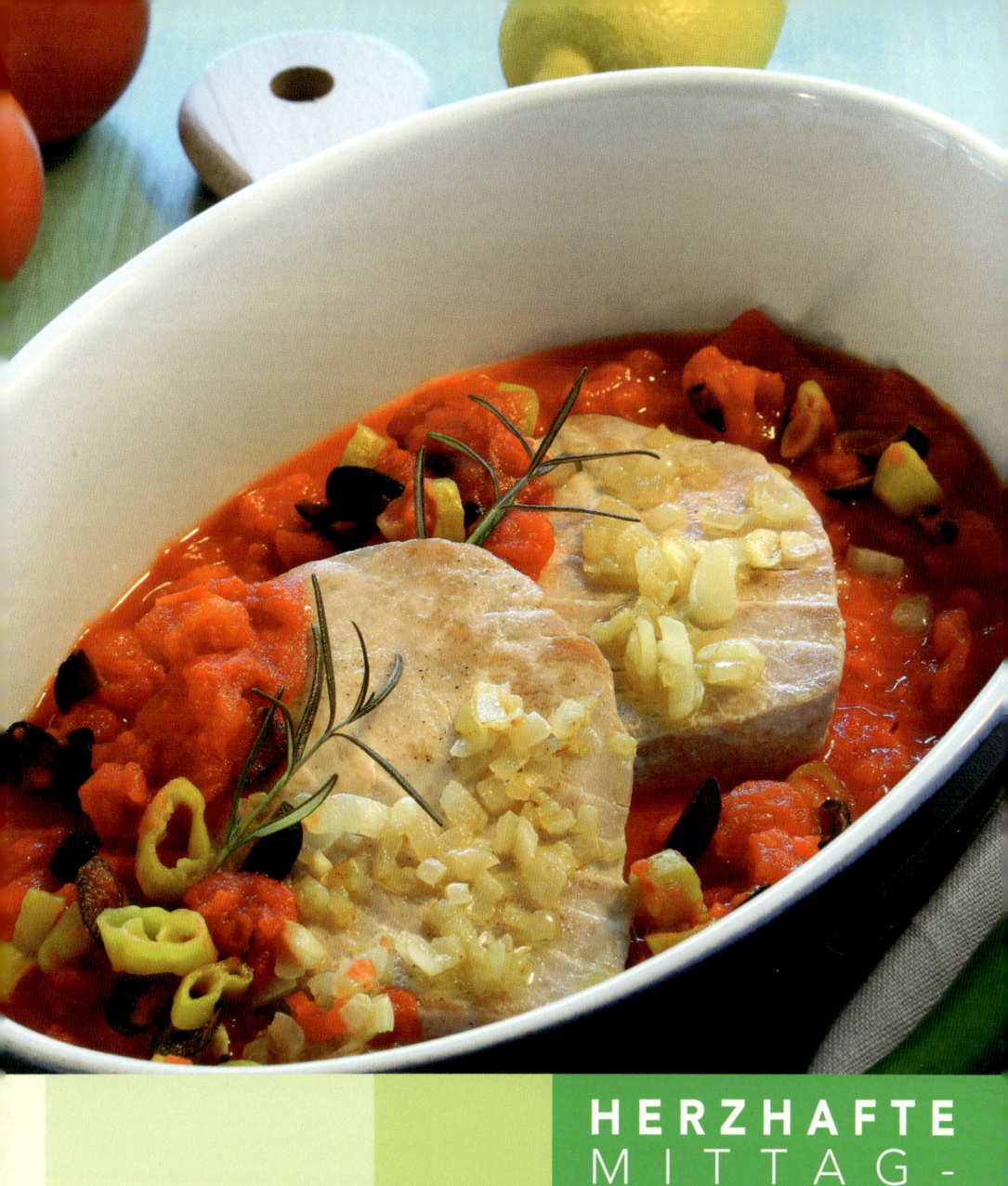

Vegetarische, ballaststoffreiche Speisen mit viel Gemüse und Getreide sind eine gesunde, fett- und cholesterinarme Alternative zu Fleischgerichten. Sie enthalten wertvolle Phytosterine, die den Cholesterinspiegel wirksam senken. Probieren Sie neue, kreative Rezepte aus, die köstlich schmecken, ohne das Kalorienkonto unnötig zu belasten. Aromatische Kräuter sorgen für zusätzliche Vitamine und Mineralstoffe und verleihen den Gerichten eine pikante Würze, die übermäßiges Salzen überflüssig macht. Guten Appetit!

Roggenklößchensuppe

braucht etwas mehr Zeit

Zutaten für 2 Portionen

1 Ei
Pfeffer
Muskatnuss
fluoridiertes Jodsalz mit Folsäure
4 EL Roggen, fein gemahlen
Petersilie
400 ml Gemüsebrühe
1 kleine Zwiebel
1 EL Diätpflanzenöl
100 g Suppengemüse, tiefgekühlt

Zubereitungszeit: 60 Minuten

Zubereitung

Das Ei mit den Gewürzen und dem Salz verquirlen. Das Roggenmehl unter Rühren dazugeben und etwa 30 Minuten quellen lassen, bis eine dickliche Masse entsteht.

Petersilie waschen, fein hacken und ebenso unterrühren. Mit zwei nassen Teelöffeln kleine Klößchen abstechen und in der siedenden Gemüsebrühe etwa 20 Minuten gar ziehen lassen. Danach die Klößchen abseihen, mit kaltem Wasser abschrecken und in ein Gefäß geben.

Inzwischen die Zwiebel schälen, waschen und fein hacken. In Öl goldbraun anrösten, das Tiefkühlgemüse hinzufügen und mit der Gemüsebrühe ablöschen, etwa 10 Minuten leicht köcheln lassen. Vor dem Servieren die Klößchen wieder beigeben.

Eine Portion enthält:

210 kcal/878 Kilojoule

9 g Eiweiß

9 g Fett

23 g Kohlenhydrate

7 g Ballaststoffe

3,8 g mF

2,5 g eF

1,7 g gF

120 mg Cholesterin

Tipps & Hinweise

Dieses Rezept ist geeignet für Hypercholesterin- und Hypertriglyzeridämie- sowie Bluthochdruckpatienten. Patienten mit erhöhtem Cholesterinspiegel können als Kochfett ebenfalls Rapsöl verwenden. Patienten mit erhöhtem Blutdruck sollten bei der Salzmenge sparsam sein und stattdessen reichlich Petersilie einsetzen.

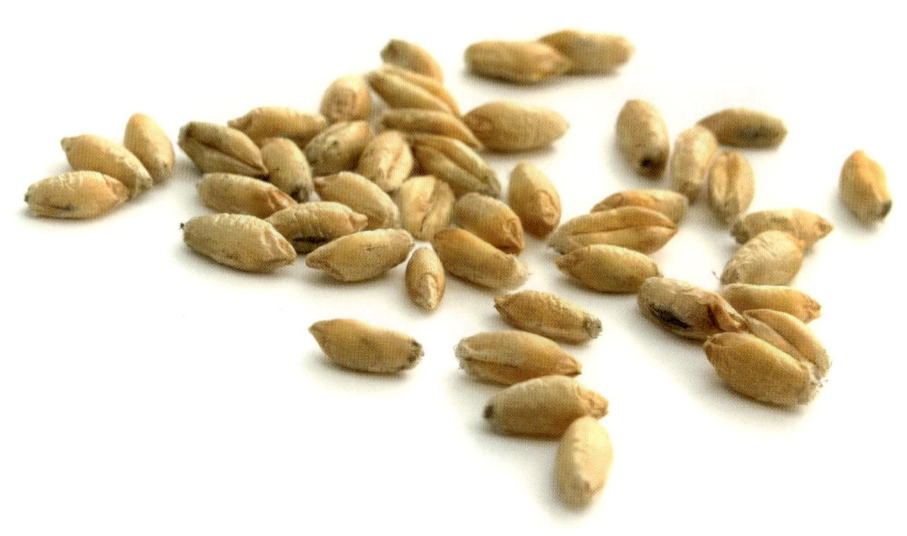

Möhrensuppe mit Kresse

geht schnell

Zutaten für 2 Portionen

1 mittlere Karotte (ca. 80 g)

1 Stück Kartoffel (ca. 30 g)

¼ kleine Zwiebel

1 TL Diätmargarine

fluoridiertes Jodsalz mit Folsäure

Pfeffer

Muskatnuss

300 ml Gemüsebrühe

1 EL Magerquark

Kresse

Zubereitungszeit: 30 Minuten

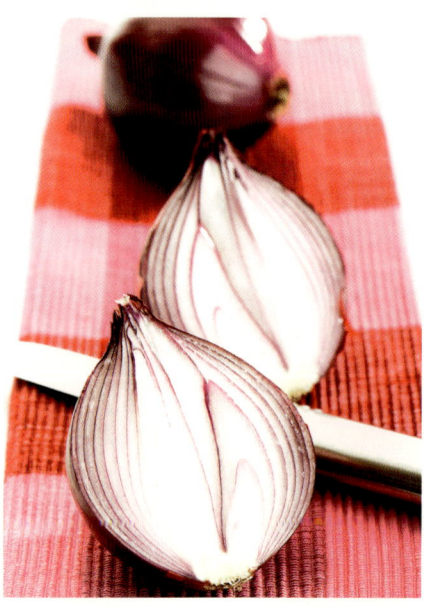

Zubereitung

Möhre und Kartoffel waschen, schälen und grob würfeln. Zwiebel schälen, waschen, fein hacken. Gemüse und Kartoffeln in Diätmargarine anschwitzen und mit jodiertem Speisesalz, Pfeffer und Muskatnuss würzen.

Gemüsebrühe aufkochen und das Gemüse darin gar kochen. Die Suppe pürieren, aufkochen und nochmals abschmecken. Suppe in Tassen füllen und mit Quark und Kresse garnieren.

Eine Portion enthält:

100 kcal/418 Kilojoule

6 g Eiweiß

3 g Fett

3 g Kohlenhydrate

4 g Ballaststoffe

2 g mF

0,7 g eF

0,5 g gF

0,2 mg Cholesterin

Tipps & Hinweise

Dieses Rezept ist geeignet für Hypercholesterin- und Hypertriglyzeridämie- sowie Bluthochdruckpatienten. Patienten mit erhöhtem Cholesterinspiegel können als Kochfett ebenfalls Rapsöl verwenden. Patienten mit erhöhtem Blutdruck sollten bei der Salzmenge sparsam sein und stattdessen reichlich Kresse einsetzen.

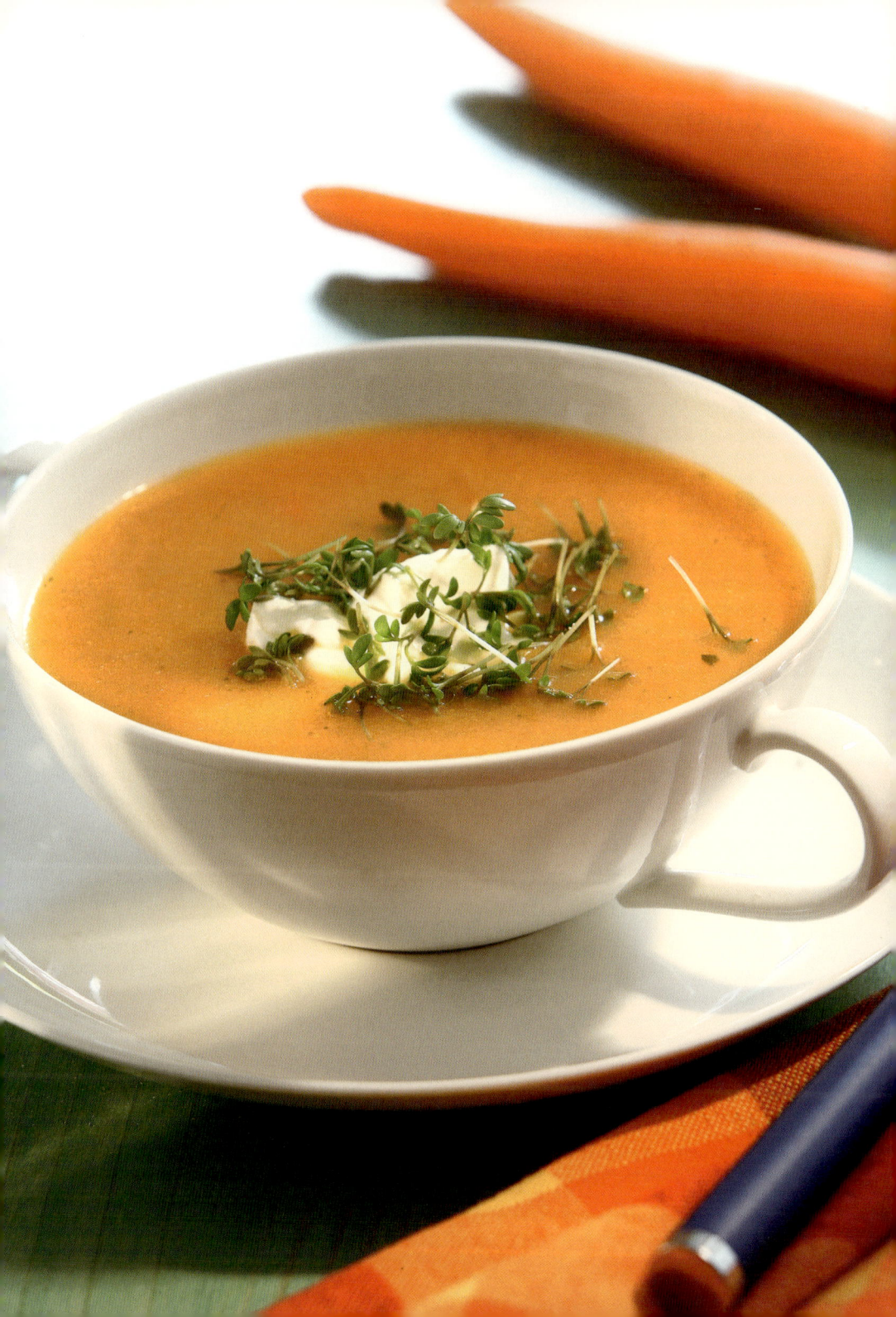

Wirsingeintopf
gelingt leicht

rösten, zusammen mit den Bohnen zum Eintopf geben. Mit Salz, Pfeffer und Thymian abschmecken. Zum Eintopf das mit Diätmargarine bestrichene Vollkornbrot servieren.

Zutaten für 2 Portionen

125 g weiße Bohnen, a. D.

2 Frühlingszwiebeln

1 Stange Staudensellerie

1 EL Diätpflanzenöl

750 ml Gemüsebrühe

1 Zweig frischer Thymian

2 mittelgroße Möhren

200 g Wirsing

3 EL Sonnenblumenkerne

fluoridiertes Jodsalz mit Folsäure

Pfeffer

2 Scheiben Vollkornbrot

2 TL Diätmargarine, halbfett

Zubereitungszeit: 45 Minuten

Eine Portion enthält:

375 kcal/1568 Kilojoule

14 g Eiweiß

22 g Fett

30 g Kohlenhydrate

14 g Ballaststoffe

14,3 g mF

4,7 g eF

3,0 g gF

0 mg Cholesterin

Zubereitung

Die Bohnen abspülen und abtropfen lassen. Zwiebeln und Sellerie waschen, die Frühlingszwiebeln in Ringe und den Staudensellerie in Scheiben schneiden, in Diätpflanzenöl anschwitzen. Mit der Gemüsebrühe ablöschen. Die Hälfte der Thymianblätter dazugeben und 10 Minuten bei niedriger Stufe kochen lassen.

Möhren und Wirsing waschen, in grobe Stücke schneiden, zum Eintopf geben und weitere 15 Minuten köcheln lassen.

Inzwischen die Sonnenblumenkerne ohne Fett in einer beschichteten Pfanne

Tipps & Hinweise

Dieses Rezept ist geeignet für Hypercholesterin- und Hypertriglyzeridämie- sowie Bluthochdruckpatienten. Patienten mit erhöhtem Cholesterinspiegel können als Kochfett ebenfalls Rapsöl verwenden. Patienten mit erhöhtem Blutdruck sollten bei der Salzmenge sparsam sein und stattdessen reichlich frische Kräuter einsetzen.

Gazpacho mit würzigen Croûtons

preisgünstig

Zutaten für 2 Portionen

2½ Scheiben Toastbrot

½ Knoblauchzehe

2 EL Diätpflanzenöl

1 Fleischtomate (ca. 330 g) oder
½ Dose mit entsprechender Einwaage

½ Salatgurke

½ Zwiebel

jeweils ½ grüne, gelbe und rote
Paprikaschote

½ EL Weißweinessig

fluoridiertes Jodsalz mit Folsäure

Pfeffer oder Tabasco

Zubereitungszeit: 45 Minuten

Zubereitung

50 g Toastbrot grob würfeln. Die Brotwürfel mit der gepressten Knoblauchzehe und 1 EL Diätpflanzenöl vermengen und 30 Minuten ziehen lassen.

Fleischtomate blanchieren und enthäuten, den Stielansatz entfernen. Gurke, Zwiebel und Paprika putzen, jeweils ein Drittel der Menge in feine Würfel schneiden und für später kühl stellen.

Den Rest grob würfeln, mit dem durchgezogenen Brot zu den Tomaten geben und alles fein pürieren. Gazpacho nach Belieben mit etwa ⅛ Liter Wasser aufgießen, mit Essig, Salz sowie Pfeffer abschmecken und mindestens 1 Stunde kalt stellen.

Restliches Toastbrot für die Croûtons eventuell entrinden, in kleine Würfel schneiden und bei geringer Hitzezufuhr im restlichen Diätpflanzenöl unter Wenden goldbraun braten. Die fertigen Croûtons nach Belieben etwas salzen und pfeffern.

Gazpacho gut gekühlt mit dem gewürfelten Gemüse und den Croûtons servieren.

Eine Portion enthält:

235 kcal/982 Kilojoule

6 g Eiweiß

11 g Fett

28 g Kohlenhydrate

6 g Ballaststoffe

7,2 g mF

2,1 g eF

1,7 g gF

0 mg Cholesterin

Tipps & Hinweise

Wer den Gazpacho etwas edler servieren möchte, kann ihn nach dem Pürieren zusätzlich durch ein feines Sieb streichen.

Dieses Rezept ist geeignet für Hypercholesterin- und Hypertriglyzeridämie- sowie Bluthochdruckpatienten. Patienten mit erhöhtem Cholesterinspiegel können als Kochfett ebenfalls Rapsöl verwenden.

Kürbissuppe mit Kräuter-Croûtons

preisgünstig

Zutaten für 2 Portionen

1 Stück Kürbis (ca. 300 g)

1 Zwiebel

1 mittlerer Apfel (ca. 150 g)

1 EL Rapsöl

1 EL brauner Zucker

¼ Liter Gemüsebrühe

1 EL Dijon-Senf

1 EL saure Sahne

fluoridiertes Jodsalz mit Folsäure

Pfeffer

½ Bund frische gem. Kräuter
(z. B. Petersilie, Schnittlauch usw.)

1 Scheibe Vollkorntoastbrot

1 TL Olivenöl

Zubereitungszeit: 35 Minuten

Zubereitung

Den Kürbis schälen, Fasern und Kerne entfernen und den Kürbis grob würfeln. Die Zwiebel schälen und in kleine Würfel schneiden. Den Apfel waschen, vierteln, den Strunk herausschneiden und die Apfelschnitze grob würfeln.

Die Zwiebel im heißen Rapsöl anbraten, die Kürbis- und Apfelwürfel und den Zucker dazugeben. Mit der Brühe aufgießen und im geschlossenen Topf bei mittlerer Hitze 10–15 Minuten kochen lassen. Die

Kürbis- und Apfelwürfel sollten weich sein. Die Suppe mit einem Pürierstab zerkleinern. Den Senf und die saure Sahne unterrühren und mit dem Salz und dem Pfeffer abschmecken. Die Suppe vom Herd ziehen.

Die Kräuter waschen, von den Stängeln zupfen und fein hacken (Schnittlauch in feine Röllchen schneiden). Das Toastbrot in kleine gleichmäßige Würfel schneiden und in dem heißen Öl knusprig anbraten. Die gehackten Kräuter dazugeben und eventuell nochmals mit Salz und Pfeffer abschmecken.

Eine Portion enthält:

220 kcal/920 Kilojoule

7 g Eiweiß

6 g Fett

34 g Kohlenhydrate

5 g Ballaststoffe

0,9 g mF

3 g eF

1,5 g gF

3 mg Cholesterin

Tipps & Hinweise

Dieses Rezept ist geeignet für Hypercholesterin- und Hypertriglyzeridämie- sowie Bluthochdruckpatienten. Patienten mit erhöhten Blutfettwerten streichen den Zucker aus der Zutatenliste.

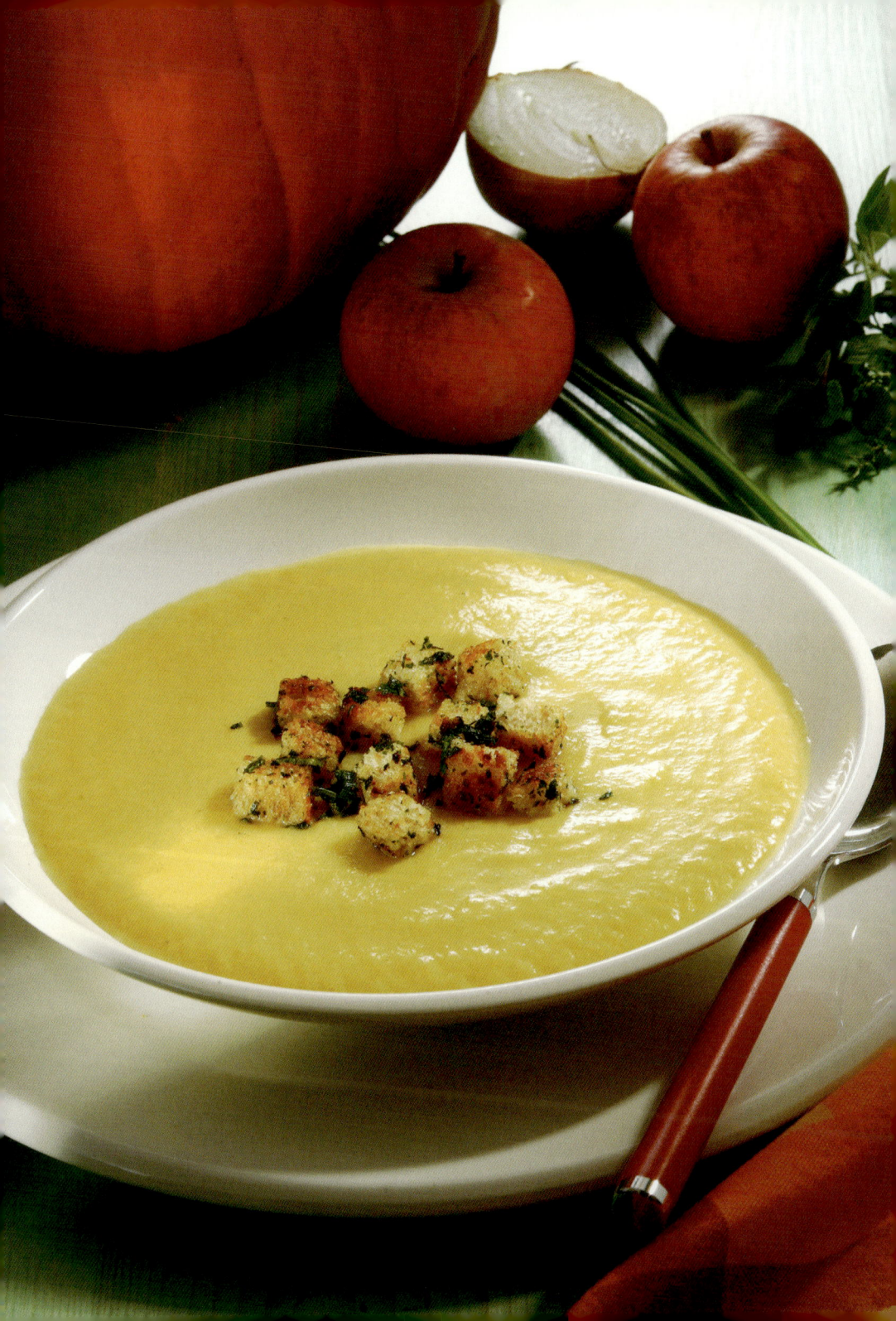

Bunter Gemüseauflauf mit Maisgrieß

braucht etwas mehr Zeit

Zutaten für 2 Portionen

1 kleine Möhre (ca. 60 g)
1 kleines Stück Lauch (ca. 60 g)
1 kleine Portion Blumenkohl (ca. 60 g)
1 kleines Stück Kohlrabi (ca. 60 g)
1 kleines Stück Zucchini (ca. 60 g)
½ Liter Gemüsebrühe mit Hefe
1 mittlere Tomate (ca. 100 g)
ca. 80 ml Tomatensaft
3 gestr. EL saure Sahne, 10 % Fett
5 leicht gehäufte EL Maisgrieß
1 Bund Petersilie
100 g geriebener Käse
2 EL Sonnenblumenkerne
fluoridiertes Jodsalz mit Folsäure
Pfeffer
Diätpflanzenöl zum Ausstreichen der Form
2 EL Semmelmehl

**Zubereitungszeit: 45 Minuten
Backzeit: 50 Minuten**

Zubereitung

Gemüse waschen und klein schneiden. Gemüsebrühe zum Kochen bringen, Gemüse darin sortenweise nacheinander bissfest garen, mit dem Schaumlöffel herausnehmen, kalt überbrausen, locker mischen.

Tomate blanchieren, häuten und in Viertel schneiden. Tomatensaft mit der sauren Sahne verrühren und zusammen mit den Tomaten zu dem Gemüse geben. $1/4$ Liter der verbliebenen Gemüsebrühe abmessen (nach Bedarf mit Wasser auffüllen), zum Kochen bringen, Maisgrieß unter Rühren einstreuen und kräftig aufkochen. Zur Seite ziehen, 15 Minuten ausquellen lassen. Petersilie waschen, trocken schwenken, grob hacken. Käse und Petersilie darunterrühren. Mit dem Maisgrieß gut vermengen, Sonnenblumenkerne dazugeben, mit Salz und Pfeffer abschmecken.

Eine Auflaufform fetten, die Hälfte der Maismasse gleichmäßig darin verteilen, 2 EL Semmelmehl darüberstreuen, Gemüse samt Tomaten und Sauce daraufgeben, mit der restlichen Maismasse abschließen.

Den Auflauf im vorgeheizten Backofen bei 220 °C 50 Minuten backen.

Eine Portion enthält:

590 kcal/2466 Kilojoule
29 g Eiweiß
33 g Fett
44 g Kohlenhydrate
10 g Ballaststoffe
9,2 g mF
8,8 g eF
12,7 g gF
56 mg Cholesterin

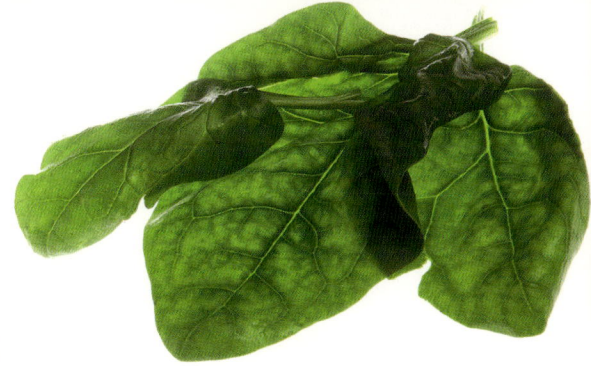

Tipps & Hinweise

Dieses Rezept ist geeignet für Hyper-
cholesterin- und Hypertriglyzerid-
ämie- sowie Bluthochdruckpatienten.
Patienten mit erhöhtem Cholesterinspiegel können als Kochfett auch
Rapsöl verwenden. Patienten mit
erhöhtem Blutdruck sollten bei der
Salzmenge sparsam sein und stattdessen reichlich Petersilie einsetzen.

Spinat dazugeben und kurz mitdünsten.
Den Joghurt und die Gewürze dazugeben
und von der Herdplatte ziehen.

Spinatdip

geht schnell

Eine Portion enthält:
131 kcal/546 Kilojoule
5 g Eiweiß
10 g Fett
4 g Kohlenhydrate
2 g Ballaststoffe
1,1 g mF
6,5 g eF
1,9 g gF
3,8 mg Cholesterin

Zutaten für 2 Portionen
150 g geh. Spinat, tiefgekühlt
½ kleine blaue Zwiebel
½ kleine Knoblauchzehe
1 EL Rapsöl
150 g Naturjoghurt, 1,5 % Fett
1–2 EL mittelscharfer Senf
fluoridiertes Jodsalz mit Folsäure
Pfeffer
Zubereitungszeit: 15 Minuten

Tipps & Hinweise

Dieses Rezept ist geeignet für Hyper-
cholesterin- und Hypertriglyzerid-
ämie- sowie Bluthochdruckpatienten.
Patienten mit erhöhtem Blutdruck
sollten bei der Salzmenge sparsam
sein und stattdessen frischen Schnittlauch einsetzen.

Reichen Sie diesen Dip zu Aufläufen
oder Gratins. Abgekühlt schmeckt er
auch lecker zu Gemüsesticks oder
Kurzgebratenem.

Zubereitung

Den Spinat auftauen lassen. Die Zwiebel
und die Knoblauchzehe schälen und fein
hacken. Das Öl in einem kleinen Topf erhitzen und die Zwiebel- und Knoblauchwürfelchen darin goldgelb anbraten. Den

Bandnudeln mit Spinat

gelingt leicht

Zutaten für 2 Portionen

125 g feiner Blattspinat

½ Zwiebel

½ Knoblauchzehe

50 g Vollkorn-Bandnudeln, eifrei

50 g Bandnudeln, eifrei

1 EL Diätpflanzenöl

1 EL Pinienkerne

100 ml fettarme Milch

1 EL geriebener Parmesan

fluoridiertes Jodsalz mit Folsäure

Pfeffer

Zubereitungszeit: 40 Minuten

Zubereitung

Den Spinat sorgfältig verlesen und unter fließendem Wasser gründlich waschen. Größere Blätter nach Belieben fein zerrupfen.

Zwiebel und Knoblauch schälen, waschen und fein hacken. Für die Nudeln reichlich Salzwasser in einem Topf zum Kochen bringen. Zuerst für 5 Minuten die Vollkornteigwaren kochen, danach die restlichen Bandnudeln hinzufügen und bissfest kochen.

Öl erhitzen, Zwiebel und Knoblauch darin anschwitzen. Den vorbereiteten Spinat und die Pinienkerne zugeben und kurz anrösten, bis der Spinat zusammenfällt. Milch zugeben, salzen und pfeffern, unter Rühren die Milch reduzieren lassen.

Die Nudeln abgießen und gut abtropfen lassen. Zur Sauce beigeben, mit dem geriebenen Parmesan bestreuen und alle Zutaten gut miteinander vermengen.

Eine Portion enthält:

325 kcal/1359 Kilojoule

12 g Eiweiß

14 g Fett

36 g Kohlenhydrate

6 g Ballaststoffe

6,5 g mF

3,6 g eF

3,2 g gF

6 mg Cholesterin

Tipps & Hinweise

Statt frischem Spinat können Sie als feine Variante auch Mangold verwenden oder ganz einfach tiefgefrorenen Spinat nehmen.

Dieses Rezept ist geeignet für Hypercholesterin- und Hypertriglyzeridämie- sowie Bluthochdruckpatienten. Patienten mit erhöhtem Cholesterinspiegel können als Kochfett ebenfalls Rapsöl verwenden. Patienten mit erhöhtem Blutdruck sollten bei der Salzmenge sparsam sein und stattdessen reichlich frische Kräuter einsetzen.

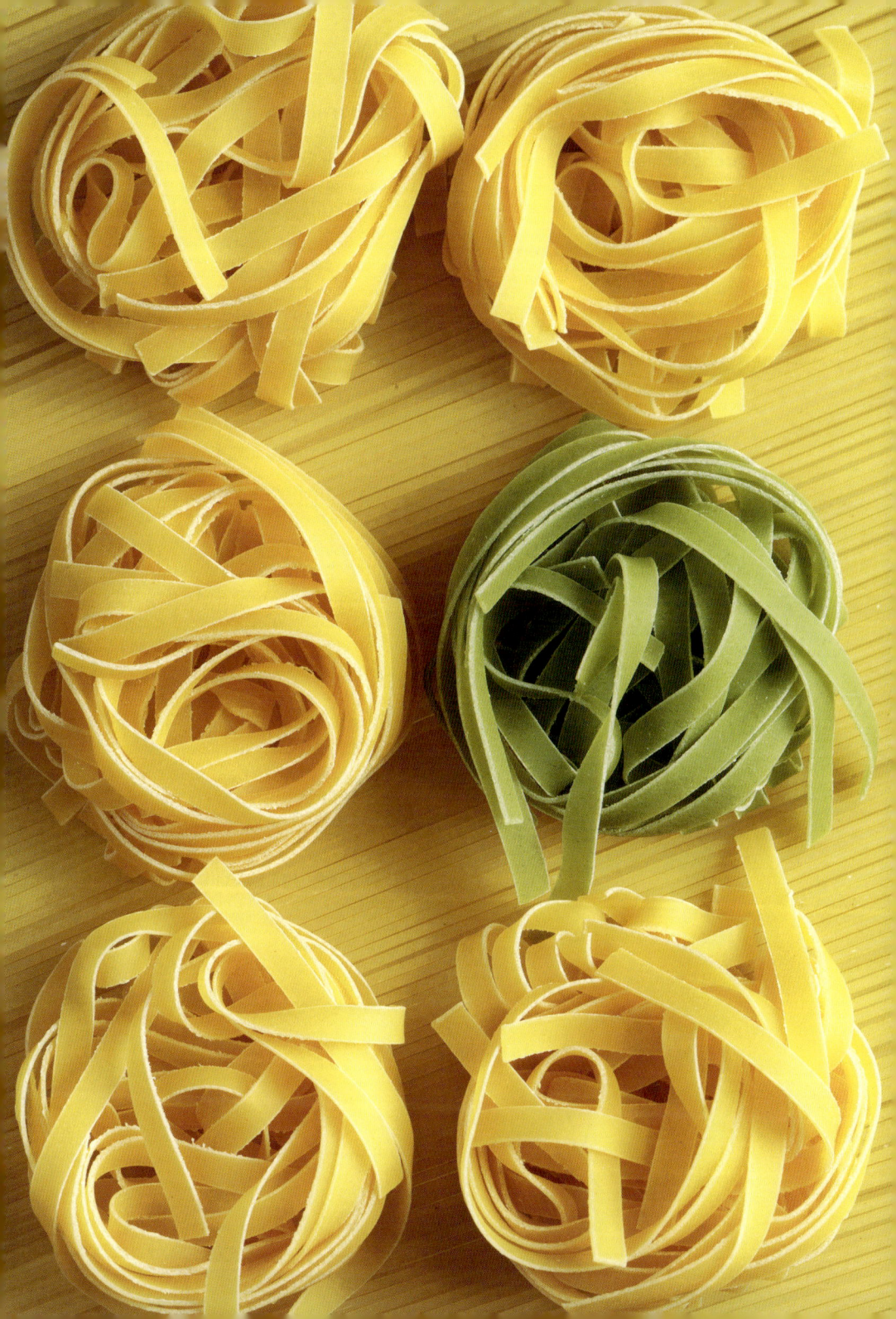

Pasta e fagioli

braucht etwas mehr Zeit

Zutaten für 2 Portionen

100 g Kidneybohnen

2 Lorbeerblätter

2 Salbeiblätter

1 TL Diätpflanzenöl

2 Schalotten, gehackt

1 in Würfel geschnittene Möhre

250 g klein geschnittenes Gemüse,
je nach Jahreszeit

etwas Basilikum

Chilipulver

fluoridiertes Jodsalz mit Folsäure

500 ml heiße Gemüsebrühe

120 g kurze Vollkornteigwaren
(keine Spaghetti)

etwas Oregano

Knoblauch

Sojasauce zum Abschmecken

2 EL geriebener Parmesan

frisch gemahlener Pfeffer

Zubereitungszeit: 1¼ Stunden
Einweichzeit: 12 Stunden

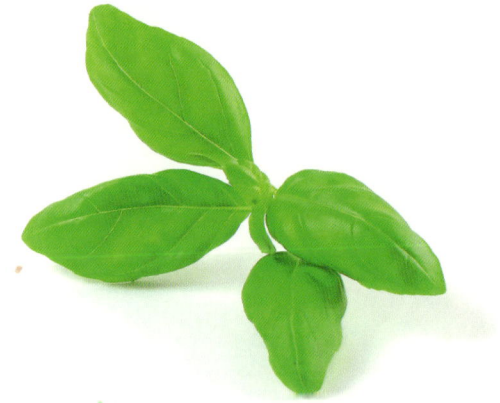

Zubereitung

Die Bohnen über Nacht einweichen. Am nächsten Tag das Einweichwasser wegschütten, die Bohnen abspülen und in einen Topf geben, der groß genug ist, um alle Zutaten zu fassen. So viel frisches Wasser, dass die Bohnen gut bedeckt sind, sowie Lorbeer und Salbei beifügen, 1 Stunde weich kochen.

Inzwischen in einer Bratpfanne das Gemüse im Öl kurz andünsten und zu den Bohnen geben.

Wenn die Bohnen weich sind, mit Basilikum, Chilipulver und Salz würzen. Die heiße Gemüsebrühe beifügen und alles aufkochen. Die Teigwaren dazugeben und sorgfältig unterheben. Oregano und Knoblauch beifügen. Köcheln lassen, bis die Teigwaren al dente sind. Mit Sojasauce abschmecken.

Pasta e fagioli wie eine Suppe in großen Portionsschalen anrichten und am Tisch den geriebenen Käse dazu reichen. Wer mag, kann mit frisch gemahlenem Pfeffer würzen.

Eine Portion enthält:

420 kcal/1756 Kilojoule

22 g Eiweiß

8 g Fett

60 g Kohlenhydrate

22 g Ballaststoffe

3,3 g mF

1,9 g eF

2,1 g gF

50 mg Cholesterin

Tipps & Hinweise

Dieses Rezept ist geeignet für Hyper-cholesterin- und Hypertriglyzerid-ämie- sowie Bluthochdruckpatienten. Patienten mit erhöhtem Cholesterin-spiegel können als Kochfett ebenfalls Rapsöl verwenden. Patienten mit er-höhtem Blutdruck sollten bei der Salz-menge sparsam sein und stattdessen reichlich frische Kräuter einsetzen.

Den Backofen auf 200 °C Ober- und Un-terhitze vorheizen.

Das Öl über die Kartoffeln träufeln und gut vermengen. Die Gewürze in einem kleinen Schälchen vermischen und über die Kartoffeln streuen, ebenfalls gut ver-mischen.

Die Kartoffeln auf einem Backblech ver-teilen und im Backofen auf der mittleren Stufe ca. 20–30 Minuten backen.

Gebackene Kartoffeln

gelingt leicht

Eine Portion enthält:

246 kcal/1028 Kilojoule

5 g Eiweiß

8 g Fett

37 g Kohlenhydrate

6 g Ballaststoffe

0,9 g mF

5,7 g eF

1,2 g gF

0 mg Cholesterin

Zutaten für 2 Portionen

500 g mittelgroße festkochende Kartoffeln
1 EL Olivenöl
½ TL fluoridiertes Jodsalz mit Folsäure
¼ TL schwarzer Pfeffer
¼ TL Paprika, edelsüß
¼ TL Curry
¼ TL gem. Kreuzkümmel

Zubereitungszeit: 45 Minuten

Tipps & Hinweise

Dieses Rezept ist geeignet für Hyper-cholesterin- und Hypertriglyzerid-ämie- sowie Bluthochdruckpatienten. Patienten mit erhöhtem Cholesterin-spiegel können als Kochfett ebenfalls Rapsöl verwenden. Patienten mit erhöhtem Blutdruck sollten mit dem Salzen vorsichtig sein, nach Belieben können sie auch getrocknete Kräuter (z. B. Thymian, Basilikum, Oregano) einsetzen.

Zubereitung

Die Kartoffeln gründlich waschen, in 0,5 cm dicke Scheiben schneiden und in eine Schüssel geben.

Herbstliches Risotto

braucht etwas mehr Zeit

Zutaten für 2 Portionen

1 Stück Kürbis (ca. 500 g)
1 Zwiebel
1 Knoblauchzehe
1 EL Olivenöl
frischer Thymian
50 ml Gemüsebrühe
50 ml Weißwein
125 g Risottoreis
fluoridiertes Jodsalz mit Folsäure
Pfeffer
1 EL frisch geriebener Parmesankäse

Zubereitungszeit: 60 Minuten

Zubereitung

Den Kürbis schälen, Fasern und Kerne entfernen und den Kürbis würfeln. Die Zwiebel und die Knoblauchzehe schälen und in kleine Würfel schneiden.

Den Backofen auf 200 °C Ober- und Unterhitze vorheizen.

Die Knoblauchwürfel mit der Hälfte des Olivenöls und den Kürbiswürfeln in eine ofenfeste Form geben, den Thymian waschen, die Blättchen von den Stängeln zupfen und ebenfalls in die Auflaufform geben. Mit Salz und Pfeffer würzen und die Form in den Backofen schieben. Den Kürbis ca. 20–30 Minuten im Ofen garen.

Die Brühe mit dem Wein in einen kleinen Topf geben und erhitzen. Die Zwiebel in dem restlichen Öl goldgelb anbraten, den gewaschenen Reis dazugeben und etwas von der heißen Brühe dazugießen. Nach und nach immer dann Brühe zugeben, wenn die Flüssigkeit verdampft ist.

Das Risotto mit Salz, Pfeffer und Parmesan abschmecken. Das Kürbisgemüse auf dem Risotto verteilen und sofort servieren.

Eine Portion enthält:

401 kcal/1676 Kilojoule

8 g Eiweiß

10 g Fett

63 g Kohlenhydrate

7 g Ballaststoffe

1,2 g mF

6,2 g eF

2,1 g gF

2,5 mg Cholesterin

Tipps & Hinweise

Dieses Rezept ist geeignet für Hypercholesterin- und Hypertriglyzeridämie- sowie Bluthochdruckpatienten. Patienten mit erhöhtem Cholesterinspiegel können als Kochfett ebenfalls Rapsöl verwenden. Patienten mit erhöhtem Blutdruck sollten mit dem Salzen vorsichtig sein, da die Brühe sehr salzig ist.

Kürbiskernpesto

geht schnell

Zutaten für 150 g Pesto

½ Bund Lauchzwiebeln (ca. 50 g)

2 gehäufte EL Kürbiskerne (ca. 50 g)

2 EL Oliven- oder Rapsöl

1 EL Kürbiskernöl

5 EL Parmesan, frisch gerieben

fluoridiertes Jodsalz mit Folsäure

Pfeffer

Zubereitungszeit: 15 Minuten

Zubereitung

Die Frühlingszwiebeln waschen, putzen und sehr fein schneiden. Die Kürbiskerne mit den Lauchzwiebeln in der Küchenmaschine pürieren. Die beiden Öle vorsichtig dazugeben und mit dem Parmesan unterrühren. Mit Salz und Pfeffer abschmecken und in ein gut verschließbares Glas füllen. Das Pesto hält sich im Kühlschrank mindestens eine Woche.

Eine Portion (1 TL à 5 g) enthält:

33 kcal/140 Kilojoule

1 g Eiweiß

3 g Fett

0 g Kohlenhydrate

0 g Ballaststoffe

0,8 g mF

1,5 g eF

0,7 g gF

1 mg Cholesterin

Tipps & Hinweise

Dieses Rezept ist geeignet für Hypercholesterin- und Hypertriglyzeridämie- sowie Bluthochdruckpatienten. Patienten mit erhöhtem Blutdruck sollten bei der Salzmenge sparsam sein und stattdessen frischen Schnittlauch einsetzen.

Genießen Sie dieses etwas andere Pesto zu al dente gekochter Pasta.

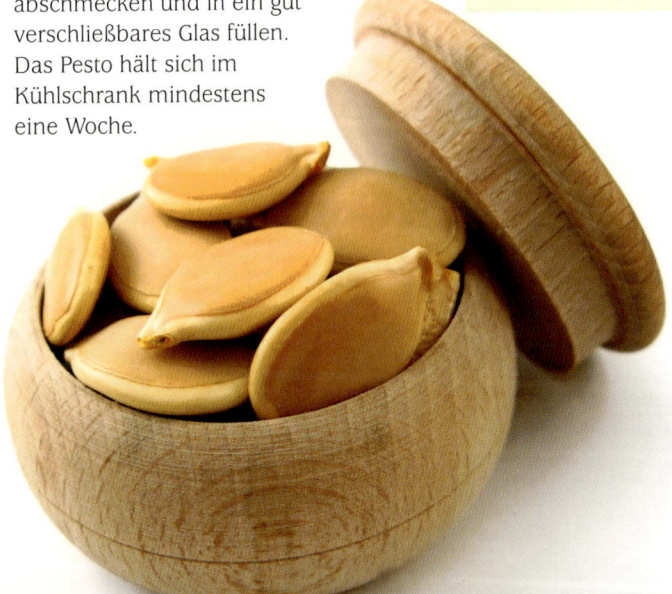

Gefüllte Zwiebeln

geht schnell

Zutaten für 2 Portionen
4 Zwiebeln
2 TL Diätpflanzenöl
2 TL getrocknete Steinpilze
80 ml Gemüsebrühe
150 g frische Pilze, z. B. Champignons
Majoran
Pfeffer
fluoridiertes Jodsalz mit Folsäure
Petersilie
2 TL Paniermehl
4 TL geriebener Parmesan für die Füllung
2 TL Weißwein
2 TL Diätmargarine
2 TL geriebener Parmesan zum Darüberstreuen
Zubereitungszeit: 30 Minuten

Zubereitung

Zwiebeln schälen. Auf der Oberseite der Zwiebeln einen Deckel wegschneiden, Zwiebeln aushöhlen, das Innere und die Deckel an die Seite legen.

Die ausgehöhlten Zwiebeln je nach Größe 2–5 Minuten, die Deckel 1 Minute in kochendem Salzwasser blanchieren, auskühlen lassen.

Das ausgehöhlte Zwiebelfleisch fein hacken, einen Teil zugedeckt an die Seite stellen. Den anderen Teil in heißem Öl

andünsten. Die Steinpilze zerbröckeln und in der Gemüsebrühe kurz einweichen, zu den gedämpften Zwiebeln geben und etwas einkochen.

Die frischen Pilze dazureiben und mitdünsten, bis die Flüssigkeit eingekocht ist. Würzen und auskühlen lassen. Petersilie waschen und fein hacken. Petersilie, Paniermehl und Parmesan zugeben, Zwiebeln damit füllen, Deckel auflegen und in eine gefettete ofenfeste Form stellen.

Den Weißwein, restliche gehackte Zwiebeln und eventuell restliche Füllung in die Zwischenräume verteilen. Die Zwiebeln mit der geschmolzenen Margarine bepinseln, Parmesankäse darüberstreuen und ca. 15 Minuten im vorgeheiztem Backofen bei 200 °C gratinieren.

Eine Portion enthält:
255 kcal/1066 Kilojoule
11g Eiweiß
14 g Fett
20 g Kohlenhydrate
9 g Ballaststoffe
5,8 g mF
3,1 g eF
3,9 g gF
8 mg Cholesterin

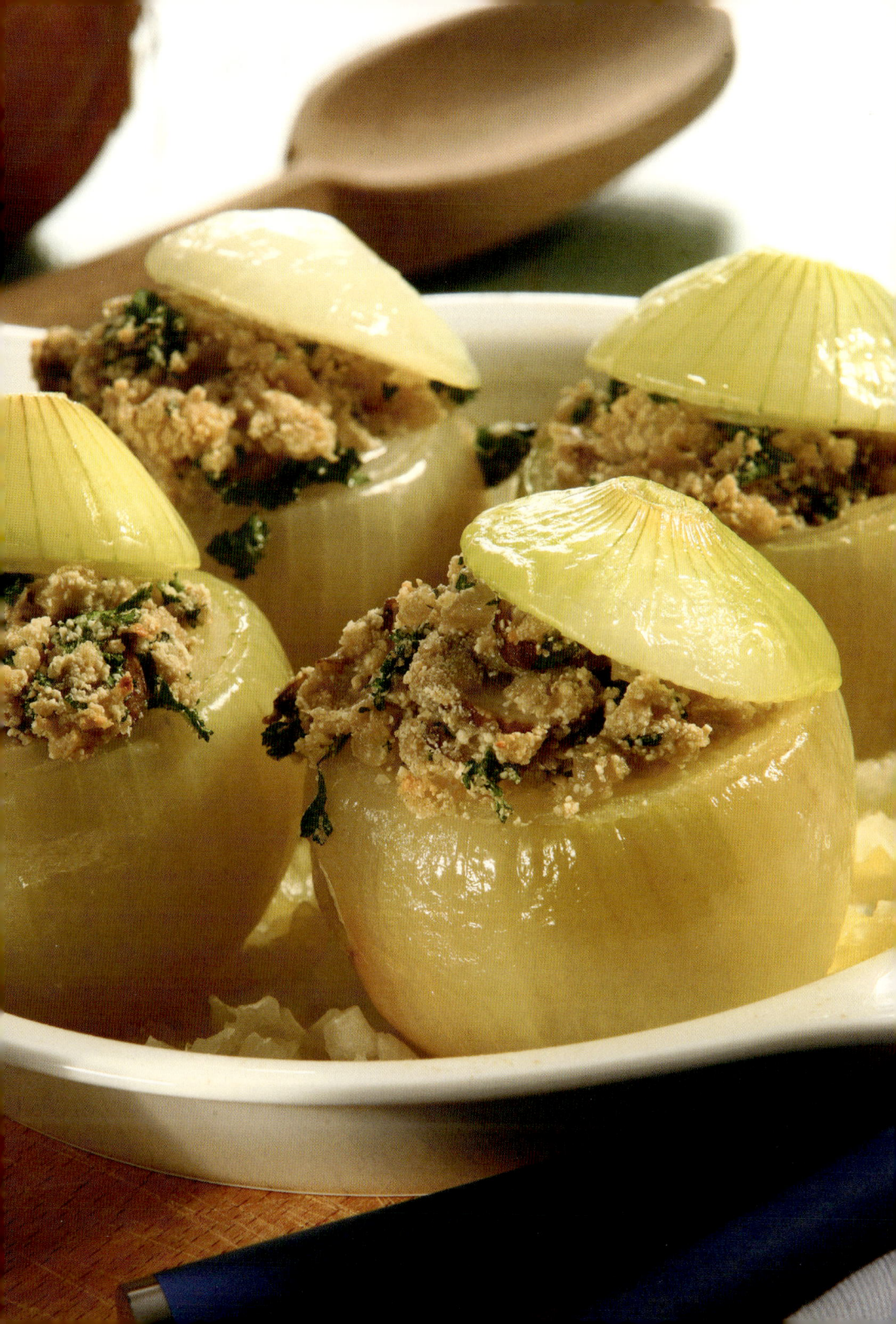

Lauchtorte

braucht etwas mehr Zeit

Zutaten für 4 Portionen

Für den Quark-Öl-Teig:

75 g Magerquark

2 EL fettarme Milch

1 EL Diätpflanzenöl

1 Ei

150 g Weizenvollkornmehl

etwas Backpulver

1 TL Margarine für die Form

Für den Belag:

800 g Lauch

1 EL Diätpflanzenöl

2 Eier

150 g saure Sahne, 10 % Fett

fluoridiertes Jodsalz mit Folsäure

Pfeffer

Muskatnuss

Curry

Zubereitungszeit: 90 Minuten

Zubereitung

Für den Boden der Torte die angegebenen Zutaten zu einem Teig verarbeiten und 1 Stunde kühl stellen.

In der Zwischenzeit den Lauch putzen, waschen und in 1–2 cm breite Ringe schneiden. Den Lauch in Diätpflanzenöl anschwitzen und bei geringer Hitze zugedeckt etwa 10 Minuten dünsten. Den Teig entsprechend einer runden Spring-form (Ø 26 cm) ausrollen und in die ausgefettete Form verteilen, den Lauch darauf gleichmäßig verteilen.

Die Eier mit der sauren Sahne, den Gewürzen und dem jodierten Speisesalz verquirlen und über den Lauch gießen.

Im vorgeheizten Backofen bei 200 °C etwa 45 Minuten backen.

Eine Portion enthält:

360 kcal/1505 Kilojoule

19 g Eiweiß

18 g Fett

30 g Kohlenhydrate

8 g Ballaststoffe

6,3 g mF

5 g eF

5 g gF

193 mg Cholesterin

Tipps & Hinweise

Dazu passt ein knackig frischer grüner oder gemischter Salat.

Dieses Rezept ist für vier Portionen berechnet, da die Zubereitung hierfür besser gelingt.

Dieses Rezept ist geeignet für Hypercholesterin- und Hypertriglyzeridämie- sowie Bluthochdruckpatienten. Patienten mit erhöhtem Cholesterinspiegel können als Kochfett ebenfalls Rapsöl verwenden. Patienten mit erhöhtem Blutdruck sollten bei der Salzmenge sparsam sein und stattdessen reichlich frische Kräuter einsetzen.

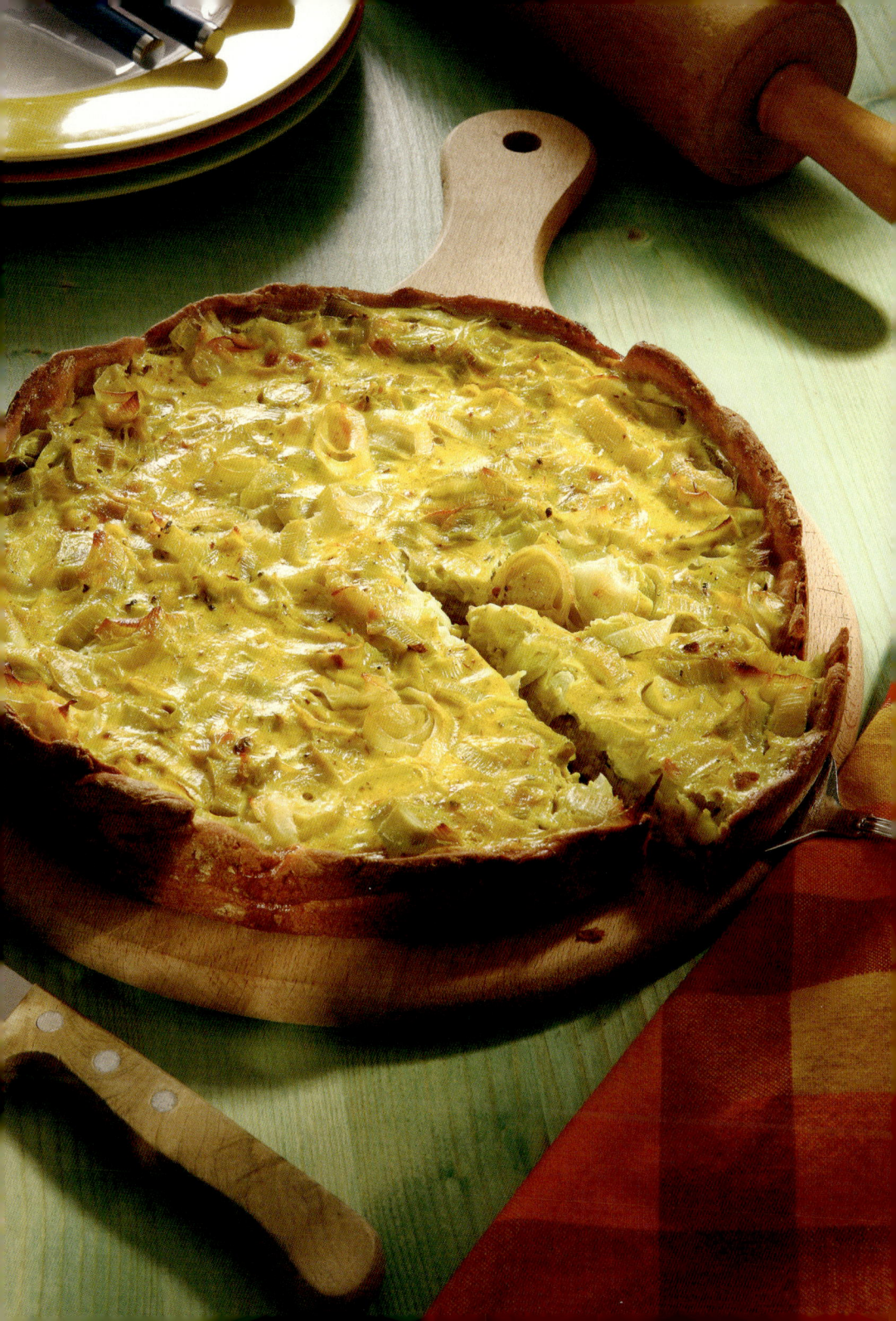

Lasagne mit Getreide- und Schafskäsefüllung

braucht etwas mehr Zeit

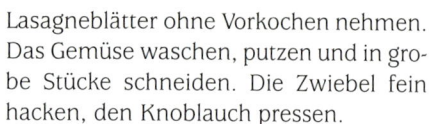

Zutaten für 2 Portionen

10 Lasagneblätter
2 Stangen Lauch
2 Möhren
2 Paprikaschoten
2 Zwiebeln
1 Knoblauchzehe
1 Gemüsebrühwürfel
100 g Schafskäse oder Feta-Käse
100 g grober Grünkern- oder Weizenschrot
2 EL Tomatenmark
Oregano
Majoran
Thymian
Pfeffer
fluoridiertes Jodsalz mit Folsäure
4 Tomaten (oder 1 kleine Dose)
Diätpflanzenöl zum Ausstreichen der Form
4 EL geriebener Parmesankäse

Zubereitungszeit: 1¼ Stunden

Zubereitung

Die Lasagneblätter in reichlich kochendem Salzwasser gar kochen, kalt abspülen, damit sie nicht verkleben, oder Lasagneblätter ohne Vorkochen nehmen. Das Gemüse waschen, putzen und in grobe Stücke schneiden. Die Zwiebel fein hacken, den Knoblauch pressen.

¼ Liter Wasser zum Kochen bringen, den Gemüsebrühwürfel darin auflösen und die Hälfte der Zwiebeln und Knoblauch darin bei geschlossenem Topf 5 Minuten kochen lassen. Restliches Gemüse zugeben und weitere 10 Minuten mit geschlossenem Deckel garen.

Den Schafskäse in kleine Stücke zerteilen und unter die Gemüsemasse heben. Den Getreideschrot in die kochende Gemüsebrühe geben, 30 Minuten quellen lassen und mit Tomatenmark, Kräutern und den restlichen Zwiebeln kräftig würzen.

Die Tomaten in Scheiben schneiden. Eine Auflaufform fetten. Eine Schicht Nudelblätter einlegen, darauf abwechselnd Gemüse, Nudeln und Getreide einschichten. Als oberstes die Nudelplatten mit Tomatenscheiben belegen.

Mit dem Käse bestreuen und 30 Minuten bei 200 °C backen.

Eine Portion enthält:

675 kcal/2822 Kilojoule

35 g Eiweiß

17 g Fett

93 g Kohlenhydrate

23 g Ballaststoffe

2,4 g mF

3,8 g eF

8,8 g gF

30 mg Cholesterin

Tipps & Hinweise

Dazu passt ein frischer grüner Salat.

Dieses Rezept ist geeignet für Hyper-cholesterin- und Hypertriglyzerid-ämie- sowie Bluthochdruckpatienten. Patienten mit erhöhtem Cholesterin-spiegel können als Kochfett ebenfalls Rapsöl verwenden. Patienten mit er-höhtem Blutdruck sollten kein zusätz-liches Salz zum Würzen verwenden, da der eingesetzte Schafskäse bereits sehr salzig ist.

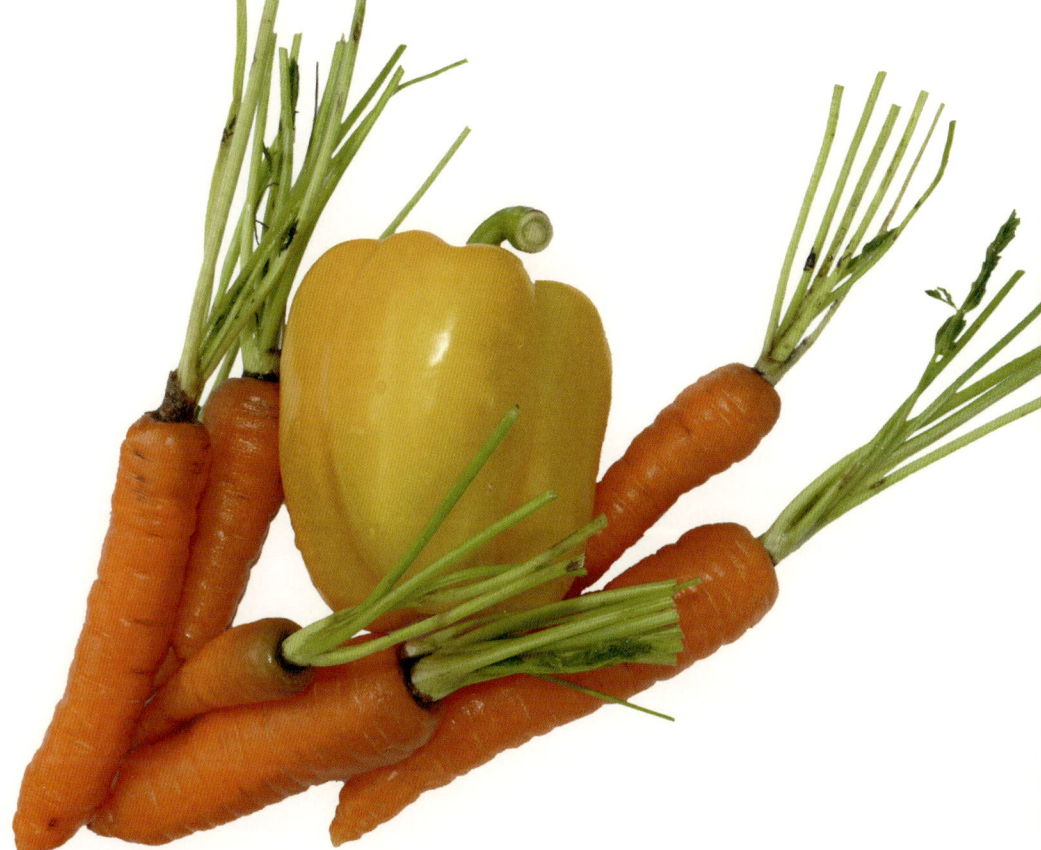

Gemüsepaella

braucht etwas mehr Zeit

Zutaten für 2 Portionen

2 EL Diätpflanzenöl

1 Schalotte

etwas Knoblauch

100 g Naturreis

1 Briefchen Safranfäden

300 ml Hühnerbrühe

10 Champignons (ca. 100 g)

1 kleine Portion Zuckerschoten (ca. 100 g)

1 Möhre

1 Frühlingszwiebel

1 rote Paprika

2 EL Weißwein

fluoridiertes Jodsalz mit Folsäure, Pfeffer

½ Bund glatte Petersilie

Zubereitungszeit: 90 Minuten

Zubereitung

1 EL Öl in einem kleinen Topf erhitzen. Die fein gehackte Schalotte und den zerdrückten Knoblauch darin dünsten. Reis hinzufügen und unter Rühren glasig werden lassen.

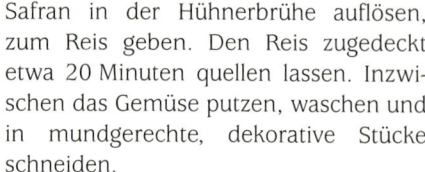

Safran in der Hühnerbrühe auflösen, zum Reis geben. Den Reis zugedeckt etwa 20 Minuten quellen lassen. Inzwischen das Gemüse putzen, waschen und in mundgerechte, dekorative Stücke schneiden.

Restliches Öl erhitzen, Gemüse darin 5 Minuten bei milder Hitze dünsten. Zusammen mit dem Wein, den Gewürzen, der gewaschenen und gehackten Petersilie unter den Reis heben, weitere 10 Minuten garen.

Eine Portion enthält:

460 kcal/1923 Kilojoule

18 g Eiweiß

20 g Fett

52 g Kohlenhydrate

10 g Ballaststoffe

8,9 g mF

6,3 g eF

4,8 g gF

421 mg Cholesterin

Tipps & Hinweise

Dieses Rezept ist geeignet für Hypercholesterin- und Hypertriglyzeridämie- sowie Bluthochdruckpatienten. Patienten mit erhöhtem Cholesterinspiegel können als Kochfett ebenfalls Rapsöl verwenden. Patienten mit erhöhtem Blutdruck sollten bei der Salzmenge sparsam sein und stattdessen reichlich Petersilie einsetzen.

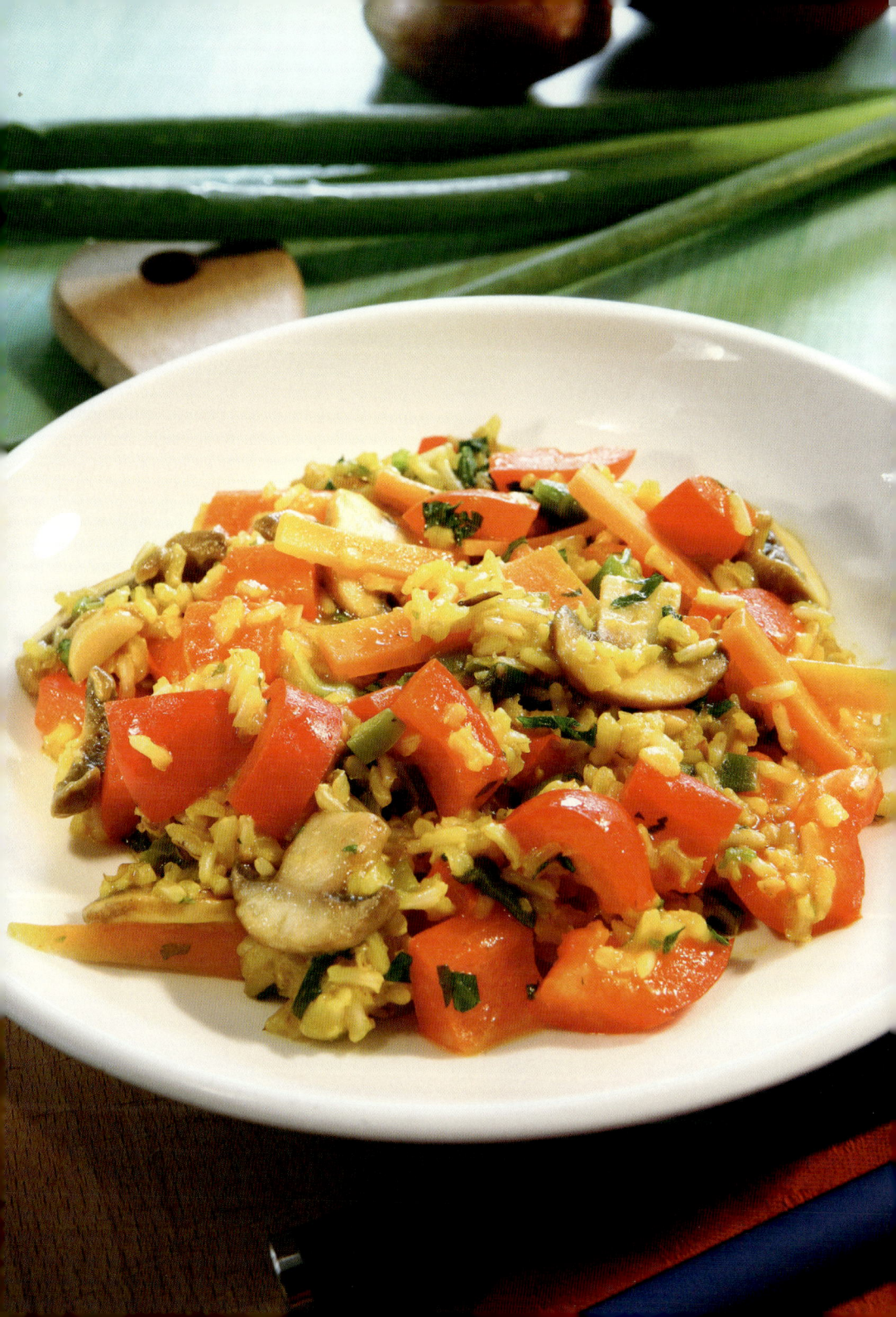

Asiatisches Pfannengericht

gelingt leicht

Zutaten für 2 Portionen

ca. 150 g Schweinefilet

2 EL Zitronensaft

etwas Knoblauch

etwas frischer Ingwer

2 EL Sojasauce

Cayennepfeffer

1 TL Sesam

100 g Weißkohl

1 Möhre

1 Stange Lauch

1 Stange Staudensellerie

½ rote Paprika

100 g Basmati- oder Naturreis

2 EL Diätpflanzenöl

½ TL Honig

80 g Sojasprossen

fluoridiertes Jodsalz mit Folsäure

Zubereitungszeit: 60 Minuten
Marinierzeit: 30 Minuten

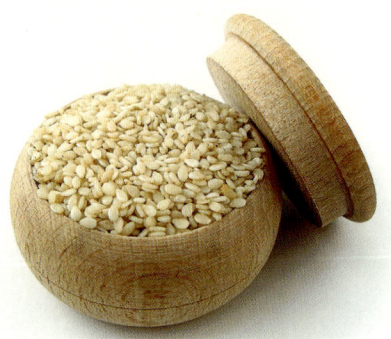

Zubereitung

Fleisch in Streifen schneiden. Zitronensaft mit zerdrücktem Knoblauch, geriebenem Ingwer, Sojasauce sowie Cayennepfeffer mischen und das Fleisch darin 30 Minuten marinieren. Sesam in einer Pfanne ohne Fett rösten und beiseite stellen. Gemüse putzen und in Streifen oder Scheiben schneiden. Reis nach Packungsanweisung zubereiten.

1 EL Öl in einer Pfanne erhitzen, das Fleisch ohne Marinade darin braten und beiseite stellen. Pfanne kurz mit Küchenpapier auswischen. Restliches Öl und Honig in der Pfanne karamellisieren, Weißkohl dazugeben und etwa 5 Minuten unter Rühren braten. Möhre, Lauch und Staudensellerie dazugeben und weitere 5 Minuten garen.

Paprika und Sprossen zusammen mit dem Fleisch und der Marinade zugeben. Nach Geschmack etwas Wasser angießen und mit Ingwer, Honig, Cayennepfeffer und Salz abschmecken.

Eine Portion enthält:

460 kcal/1923 Kilojoule

27 g Eiweiß

15 g Fett

54 g Kohlenhydrate

12 g Ballaststoffe

7,6 g mF

4,3 g eF

3,1 g gF

45 mg Cholesterin

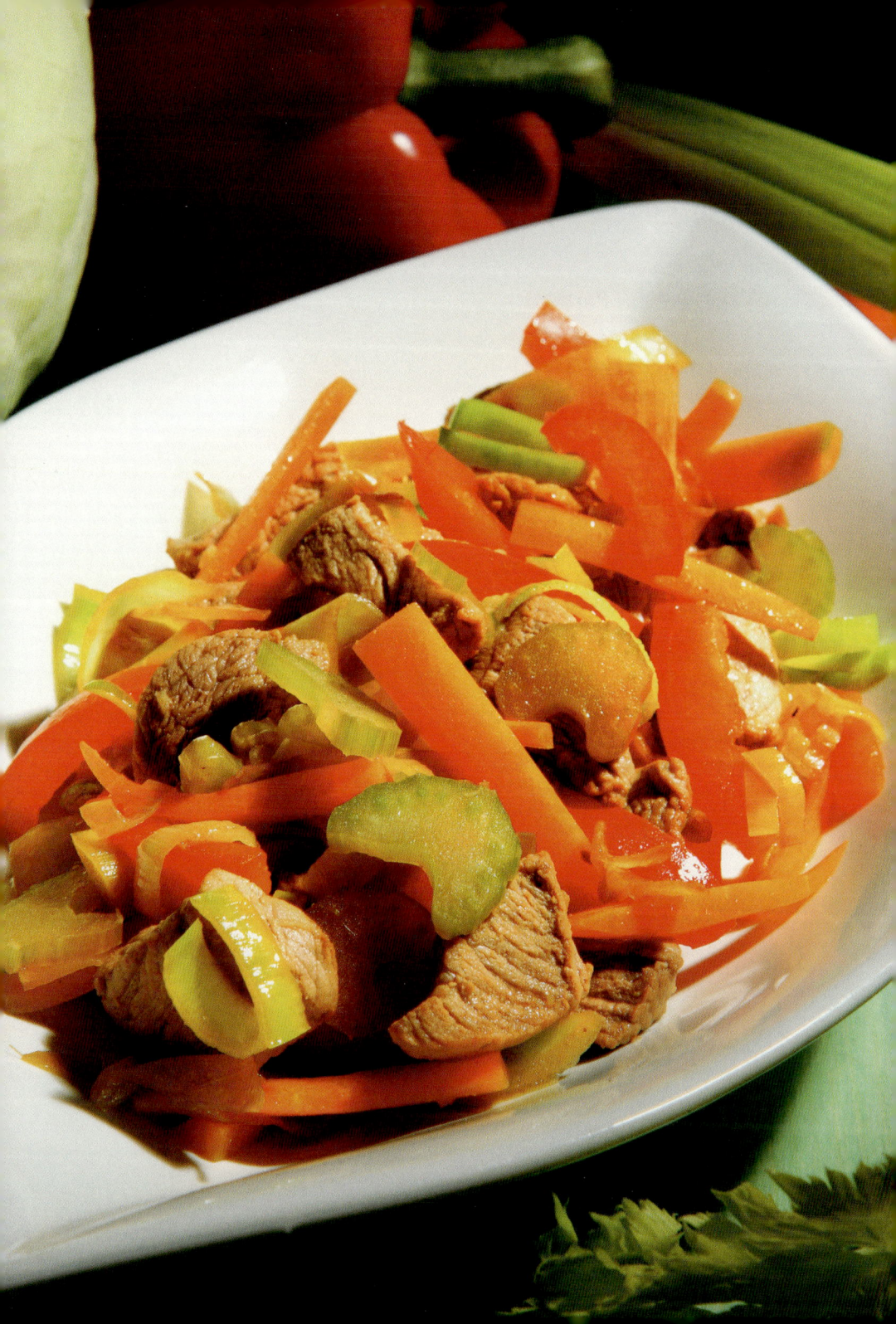

Gefüllte Paprikaschoten

gelingt leicht

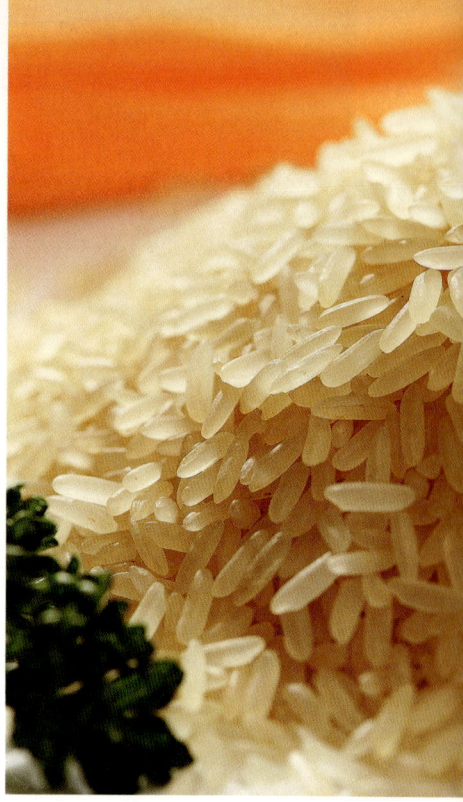

Zutaten für 2 Portionen

Für die gefüllten Paprika:

2 rote oder gelbe Paprikaschoten

8–10 Frühlingszwiebeln (ca. 60 g)

2 TL Diätpflanzenöl

3 gehäufte EL Naturreis (60 g)

150 g Weißkohl

70 g Maiskörner

fluoridiertes Jodsalz mit Folsäure

Petersilie

Pfeffer

Koriander

50 g Schafskäse

Für die Sauce:

½ Zwiebel

½ rote oder gelbe Paprikaschote

1 TL Diätpflanzenöl

1 gehäufter EL Tomatenpüree (ca. 50 g)

etwas Gemüsebrühe

fluoridiertes Jodsalz mit Folsäure

Pfeffer

Zubereitungszeit: 60 Minuten

Zubereitung

Paprikaschoten längs halbieren. Schoten von Rispen und Kernen befreien und waschen. Zwiebeln schälen, waschen, fein hacken und in Diätpflanzenöl anschwitzen, den Reis zugeben, kurz mit anrösten und mit 150 ml Wasser aufgießen. Den Reis 15 Minuten dünsten lassen.

Weißkohl waschen und in Streifen schneiden, mit dem Mais und den Gewürzen unter den Reis mischen, weitere 10 Minuten den Reis ausdünsten lassen. Den Schafskäse würfeln, unter den fertig gekochten Reis mischen und die Masse in die Schoten einfüllen.

Für die Sauce die gehackte Zwiebel und die gewürfelten Paprikaschoten in etwas Öl anschwitzen. Mit Tomatenpüree und nach Geschmack mit etwas Gemüsebrühe aufwerten. Mit jodiertem Speisesalz und Pfeffer abschmecken.

Die gefüllten Paprikaschoten in die Sauce geben und etwa 25 Minuten bei schwacher Hitze garen.

Eine Portion enthält:

300 kcal/1254 Kilojoule

10 g Eiweiß

14 g Fett

35 g Kohlenhydrate

7 g Ballaststoffe

5,5 g mF

3,2 g eF

4,3 g gF

11 mg Cholesterin

Tipps & Hinweise

Dieses Rezept ist geeignet für Hypercholesterin- und Hypertriglyzeridämie- sowie Bluthochdruckpatienten. Patienten mit erhöhtem Cholesterinspiegel können als Kochfett ebenfalls Rapsöl verwenden. Patienten mit erhöhtem Blutdruck sollten kein zusätzliches Salz zum Würzen verwenden, da der eingesetzte Schafskäse bereits sehr salzig ist.

Vollkorn- bzw. Naturreis benötigt eine längere Garzeit aufgrund des höheren Ballaststoffgehaltes. Falls Ihnen der Reis nach oben vorgegebener Garzeit noch zu viel „Biss" hat, lassen Sie ihn einfach noch einige Minuten länger köcheln. Dadurch erhöht sich die Garflüssigkeit, gießen Sie etwas Wasser oder Brühe nach.

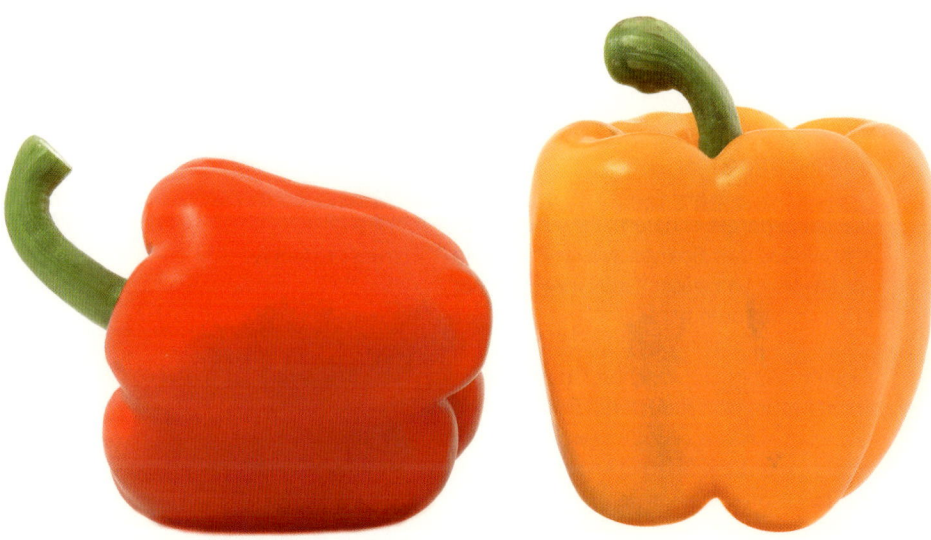

Weißer und grüner Spargel mit Frühlingsvinaigrette

gelingt leicht

Zutaten für 2 Portionen

250 g weißer Spargel

etwas Zucker

250 g grüner Spargel

etwas Zitronensaft

60 g Zuckerschoten

4–6 Frühlingszwiebeln (ca. 40 g)

8 Radieschen

6 EL Weißweinessig

2 gehäufte EL Dijon-Senf

fluoridiertes Jodsalz mit Folsäure

Pfeffer

2 EL Diätpflanzenöl

frischer Estragon

Zubereitungszeit: 60 Minuten

Zubereitung

Weißen Spargel schälen, die Enden abschneiden, den Spargel waschen und in siedendem Salzwasser mit etwas Zucker etwa 15 Minuten garen.

Grünen Spargel waschen, das untere Drittel nur bei mehr als fingerdicken Stangen schälen, die Enden abschneiden. Den grünen Spargel knapp 10 Minuten in Zitronenwasser garen.

Inzwischen die Zuckerschoten etwa 2 Minuten in Salzwasser blanchieren und mit kaltem Wasser abschrecken. Die Frühlingszwiebeln und Radieschen putzen und waschen. Von den Frühlingszwiebeln sechs lange Blätter lösen und kurz durch kochendes Wasser ziehen.

Den Rest der Frühlingszwiebeln in Ringe, die Radieschen in Stifte und die Zuckerschoten in Streifen schneiden.

Essig mit Senf und den Gewürzen verrühren, das Öl unterschlagen. Vinaigrette mit fein gehacktem Estragon abschmecken und vorsichtig unter das Frühlingsgemüse mischen.

Den Spargel portionsweise mit einem Frühlingszwiebel-Blatt bündeln und mit der Vinaigrette anrichten.

Eine Portion enthält:

135 kcal/564 Kilojoule

4 g Eiweiß

10 g Fett

7 g Kohlenhydrate

4 g Ballaststoffe

6,8 g mF

1,9 g eF

1,3 g gF

0 mg Cholesterin

Tipps & Hinweise

Dieses Rezept ist geeignet für Hypercholesterin- und Hypertriglyzeridämie- sowie Bluthochdruckpatienten.

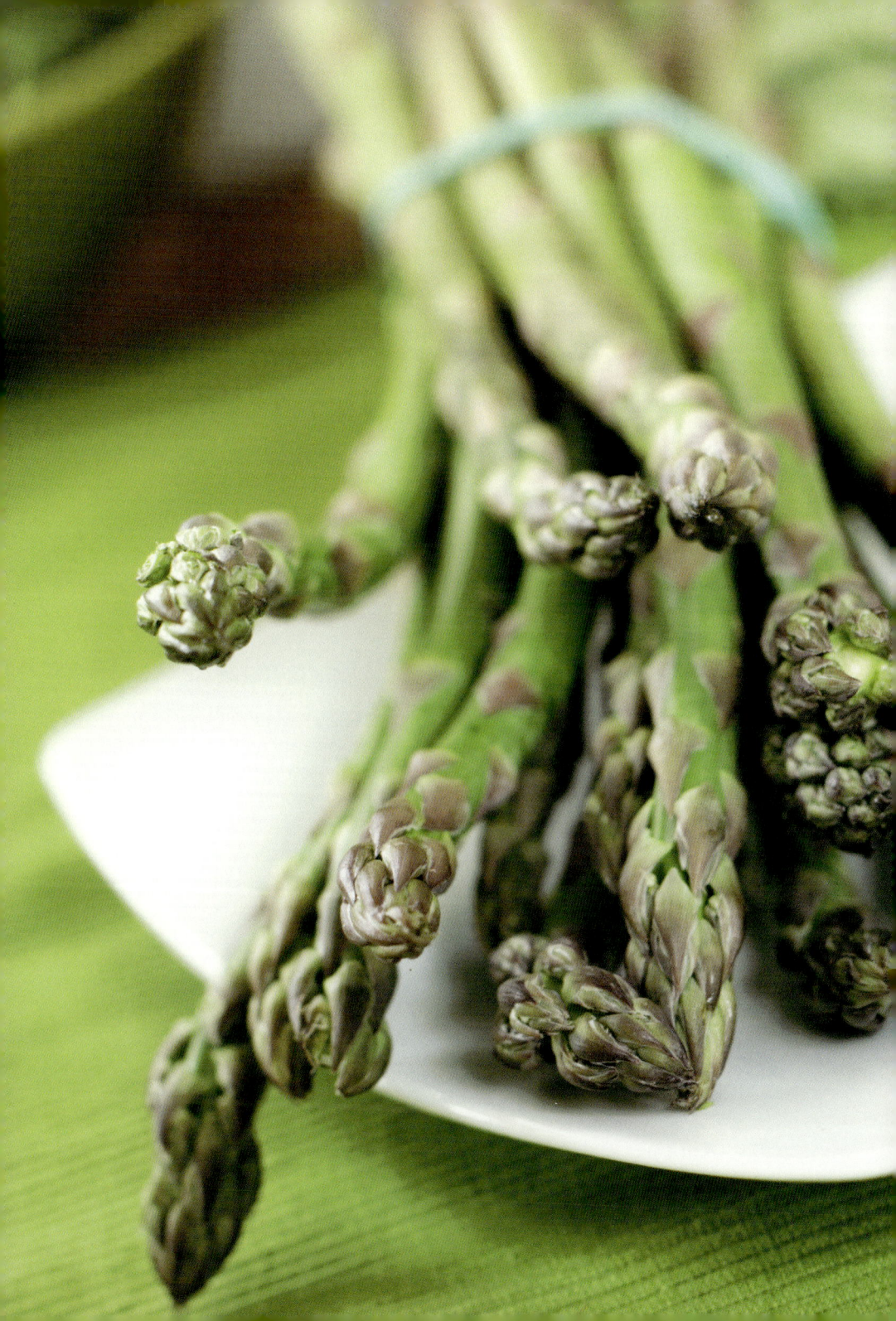

Thunfisch „Provence"

etwas teurer

und den Rosmarinzweig darin anbraten, und den Fisch auf beiden Seiten 1 Minute anbraten. Die restlichen Zutaten zugeben und im Backofen etwa 10–20 Minuten garen.

Zutaten für 2 Portionen

2 Thunfischfilets à ca. 150 g

½ Zitrone

6 schwarze Oliven

2 milde Peperoni

½ große Dose geschälte Tomaten (ca. 400 g)

fluoridiertes Jodsalz mit Folsäure

Pfeffer

1 Zwiebel

1 Knoblauchzehe

1 TL Olivenöl

1 Zweig Rosmarin

Zubereitungszeit: 40 Minuten

Eine Portion enthält:

572 kcal/2392 Kilojoule

40 g Eiweiß

42 g Fett

8 g Kohlenhydrate

4 g Ballaststoffe

10,4 g mF

17,9 g eF

10,3 g gF

122 mg Cholesterin

Zubereitung

Die Fischfilets trockentupfen und mit dem Zitronensaft beträufeln. Die Oliven entsteinen und grob zerkleinern. Die Peperoni in schmale Ringe schneiden. Die Tomaten grob zerkleinern. Den Thunfisch salzen und pfeffern.

Den Backofen auf 200 °C Ober- und Unterhitze vorheizen.

Die Zwiebel und die Knoblauchzehe schälen und in Würfelchen schneiden. Das Öl in einer feuerfesten Form erhitzen, die Zwiebel- und Knoblauchwürfel

Tipps & Hinweise

Dieses Rezept ist geeignet für Hypercholesterin- und Hypertriglyzeridämie- sowie Bluthochdruckpatienten. Patienten mit erhöhtem Blutdruck sollten bei der Salzmenge sparsam sein.

Das Gericht ist sehr eiweiß- und fettreich. Die Fettzusammensetzung ist jedoch überwiegend aus einfach ungesättigten Fettsäuren, welche einen gefäßschützende Wirkung haben. Genießen Sie dieses Fischgericht trotzdem nicht allzu häufig.

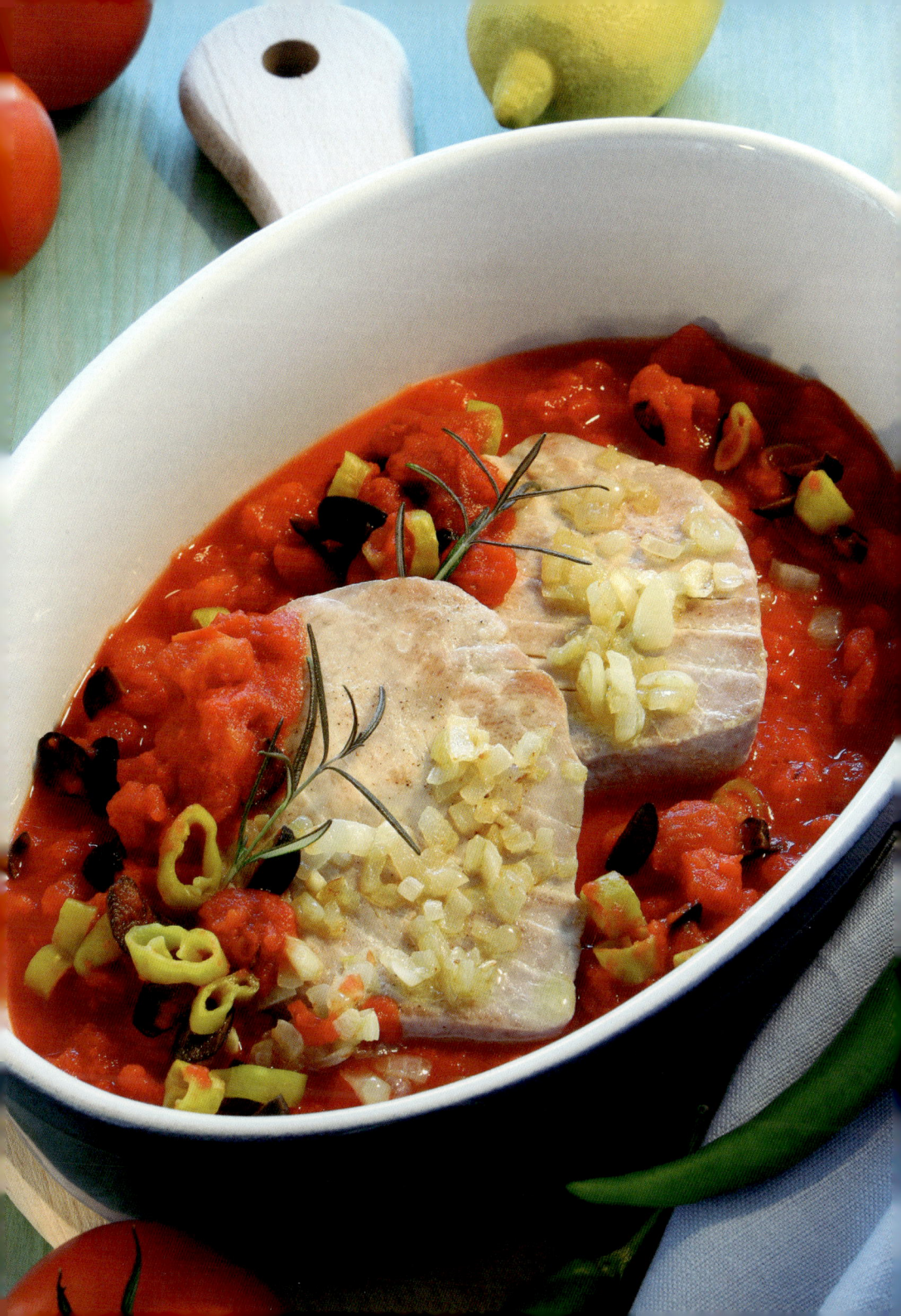

Grünkern-Kohlrouladen

gelingt leicht

Weißkohlblätter in der Gemüsebrühe blanchieren, mit der Grünkernmasse belegen und aufrollen. In eine Auflaufform mit etwas Gemüsebrühe geben und im Backofen bei 180 °C etwa 30 Minuten garen.

Garflüssigkeit aus der Auflaufform abgießen, mit Vollkornmehl verrühren, aufkochen, Quark zugeben und abschmecken.

Zutaten für 2 Portionen

2 mittlere Möhren
150 ml Gemüsebrühe
4 gehäufte EL Grünkern, mittelgrob geschrotet
fluoridiertes Jodsalz mit Folsäure
Pfeffer
Kümmel
Thymian
Oregano
Basilikum
4 Weißkohlblätter
250 ml Gemüsebrühe
1 EL Weizenvollkornmehl
1 EL Magerquark

Zubereitungszeit: 60 Minuten

Eine Portion enthält:

240 kcal/1003 Kilojoule
10 g Eiweiß
2 g Fett
44 g Kohlenhydrate
12 g Ballaststoffe
0,8 g mF
0,2 g eF
0,3 g gF
0,1 mg Cholesterin

Zubereitung

Geschälte Möhren in feine Würfel schneiden oder grob raffeln.

Gemüsebrühe zum Kochen bringen, Grünkernschrot und Möhrenwürfel einrühren, aufkochen und unter Rühren 5 Minuten köcheln lassen. Salz, Pfeffer, Kümmel, Thymian, Oregano und Basilikum zugeben, 10–20 Minuten nachquellen lassen und abschmecken.

Tipps & Hinweise

Je nach Jahreszeit passt hierzu auch eine Tomaten-, Rote-Bete- oder Zwiebelsauce.

Dieses Rezept ist geeignet für Hypercholesterin- und Hypertriglyzeridämie- sowie Bluthochdruckpatienten. Patienten mit erhöhtem Blutdruck sollten bei der Salzmenge sparsam sein und stattdessen reichlich frische Kräuter einsetzen.

Mangoldröllchen mit pikanter Möhren-Roggen-füllung

braucht etwas mehr Zeit

Zutaten für 2 Portionen

400 g Mangold

5 gestr. EL Roggenschrot (ca. 50 g)

3 gestr. EL Dinkelschrot (ca. 30 g)

150 ml Gemüsebrühe

1 kleine Zwiebel, gehackt

4 gestr. EL geriebener Käse

Pfeffer

Petersilie

1 mittlere Möhre

50 g Sellerie

2 TL Diätmargarine

1 EL Weizenvollkornmehl

200 ml Gemüsebrühe

2 TL Senf

fluoridiertes Jodsalz mit Folsäure

Zubereitungszeit: 60 Minuten

Zubereitung

Die Mangoldblätter entstielen und kurz in kochendes Salzwasser tauchen. Den Schrot in die kochende Gemüsebrühe einrühren und 30 Minuten quellen lassen. Unter die Getreidemasse die Hälfte der Zwiebelwürfelchen, den Käse und die Gewürze mischen, dann gut abschmecken.

Die Möhre und den Sellerie hineinreiben, mit einem Löffel zwei Klöße abstechen und jeden Kloß in Mangoldblätter einhüllen. Die Rouladen in eine leicht gefettete feuerfeste Form setzen und im Ofen bei 200–220 °C etwa 20–30 Minuten backen.

Die restliche Zwiebel in Fett anrösten, Mehl einrühren, mit Brühe aufgießen, aufkochen und die Sauce mit Senf, Pfeffer und eventuell etwas Salz abschmecken.

Eine Portion enthält:

300 kcal/1254 Kilojoule

14 g Eiweiß

10 g Fett

38 g Kohlenhydrate

14 g Ballaststoffe

3,1 g mF

2,3 g eF

3,7 g gF

13 mg Cholesterin

Tipps & Hinweise

Nach Wunsch können Kartoffeln dazu gereicht werden.

Dieses Rezept ist geeignet für Hypercholesterin- und Hypertriglyzeridämie- sowie Bluthochdruckpatienten. Patienten mit erhöhtem Cholesterinspiegel können als Kochfett ebenfalls Rapsöl verwenden. Patienten mit erhöhtem Blutdruck sollten bei der Salzmenge sparsam sein und stattdessen reichlich frische Kräuter einsetzen.

Szegediner Fischpfanne

gelingt leicht

Zutaten für 2 Portionen

300 g Schollenfilet

Zitronensaft

4 dünne Scheiben magerer Speck (ca. 40 g)

1 kleine Zwiebel

400 g Sauerkraut, a. D.

2 EL Tomatenmark

6 EL Wasser

fluoridiertes Jodsalz mit Folsäure

Pfeffer

Kümmel

Paprika, edelsüß

100 g fettarmer Joghurt

Zubereitungszeit: 40 Minuten

Zubereitung

Fischfilet waschen, in grobe Würfel schneiden und mit Zitronensaft beträufeln. Speck würfeln und trocken anrösten. Zwiebel schälen, fein hacken und mitrösten, danach Sauerkraut, Tomatenmark sowie Wasser dazugeben und etwa 15 Minuten dünsten. Mit Salz, Pfeffer, gemahlenem Kümmel und Paprika würzen, die Fischwürfel drauflegen und zugedeckt noch weitere 15 Minuten auf niedriger Stufe garen.

Abschließend den Joghurt vorsichtig unter die Masse ziehen.

Eine Portion enthält:

295 kcal/1233 Kilojoule

40 g Eiweiß

11 g Fett

7 g Kohlenhydrate

8 g Ballaststoffe

1,9 g mF

3,9 g eF

3,2 g gF

90 mg Cholesterin

Tipps & Hinweise

Als Beilage zur Fischpfanne passen sehr gut Pell- oder Salzkartoffeln.

Dieses Rezept ist geeignet für Hypercholesterin- und Hypertriglyzerid-ämie- sowie Bluthochdruckpatienten. Patienten mit erhöhtem Cholesterinspiegel können als Kochfett ebenfalls Rapsöl verwenden. Patienten mit erhöhtem Blutdruck sollten bei der Salzmenge sparsam sein und stattdessen reichlich frische Kräuter einsetzen.

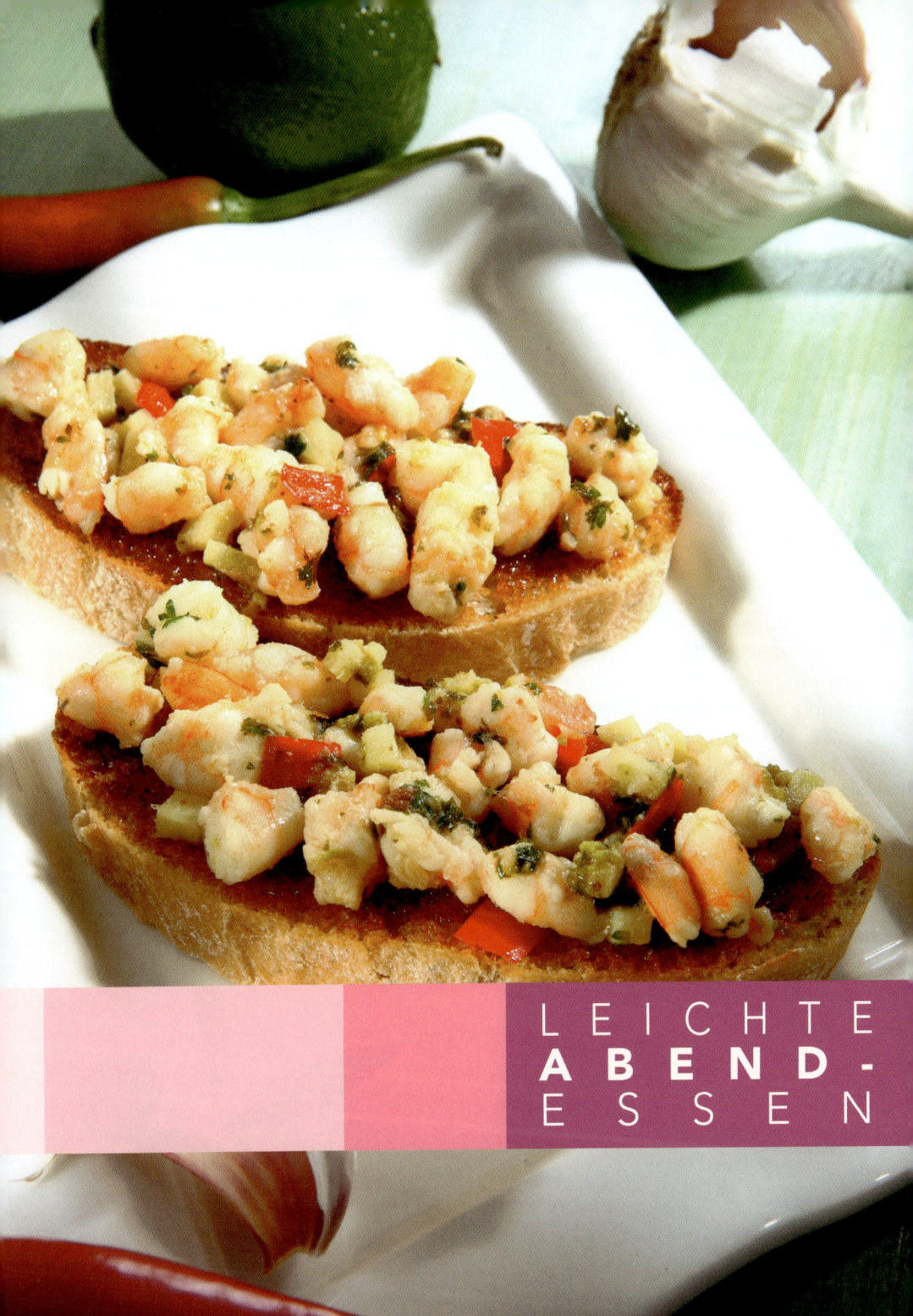

Auch zum Tagesausklang sollte der Genuss nicht zu kurz kommen: Vitalstoffreiche vegetarische Aufstriche und Pasten sorgen für viel Geschmack und Abwechslung auf dem Teller, knackige bunte Salate mit gesundem Dressing liefern Vitamine, Ballaststoffe und wertvolle ein- und mehrfach ungesättigte Fettsäuren. Auch auf herzhafte Gerichte mit Schinken oder Fisch brauchen Sie nicht zu verzichten. Eine leckere Pfeffermakrele beispielsweise ist reich an Omega-3-Fettsäuren, die Ihrem Herzen und Ihren Blutgefäßen gut tun!

Käsesalat „Peppo"

gelingt leicht

Zutaten für 2 Portionen
frisches gehacktes Bohnenkraut
fluoridiertes Jodsalz mit Folsäure
Pfeffer
2 EL Rotweinessig
1 TL Diätpflanzenöl
50 g weiße Bohnen, gekocht
50 g rote Bohnen (Kidney), gekocht
½ grüne Paprika, in Streifen geschnitten
150 g Emmentaler, in feine Streifen geschnitten
4 schwarze Oliven
ein paar Salatblätter zum Anrichten
Zubereitungszeit: 45 Minuten

Zubereitung

Aus den Gewürzen, dem Essig und dem Öl eine Salatsauce herstellen. Diese mit den anderen Zutaten mischen. Mindestens 30 Minuten ziehen lassen.

Auf Salatblättern anrichten.

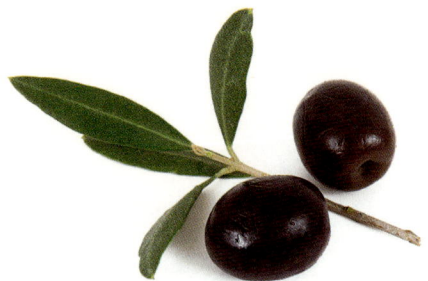

Tipps & Hinweise

Dieses Rezept ist geeignet für Hyper-cholesterin- und Hypertriglyzerid-ämie- sowie Bluthochdruckpatienten. Patienten mit erhöhtem Cholesterin-spiegel können als Kochfett ebenfalls Rapsöl verwenden. Patienten mit erhöhtem Blutdruck sollten bei der Salzmenge sparsam sein und statt-dessen reichlich frische Kräuter ein-setzen.

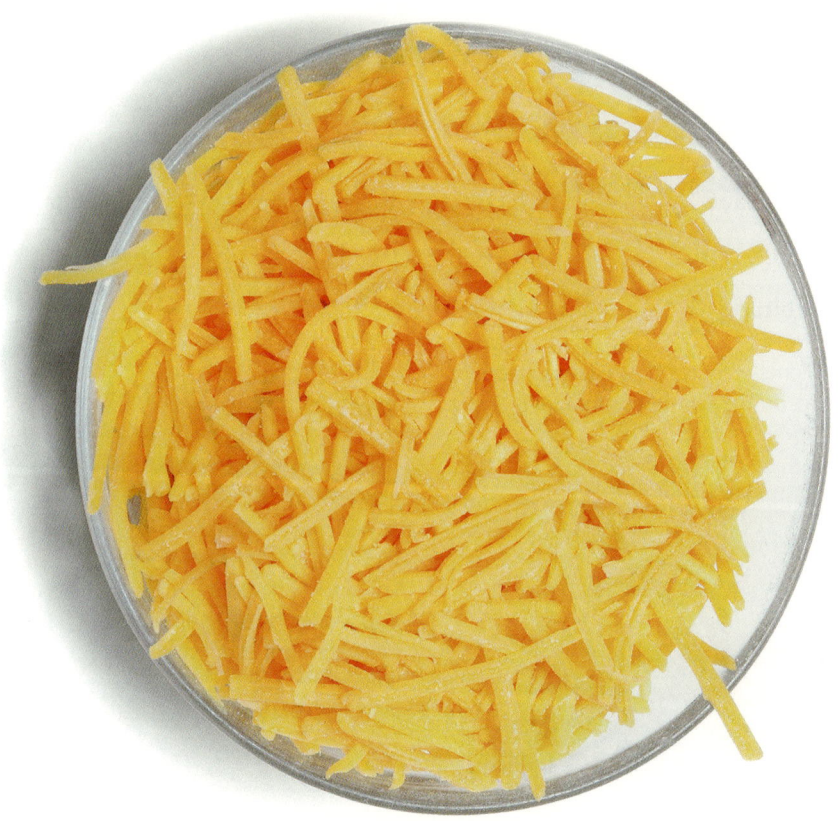

Fenchel-Orangen-Salat

gelingt leicht

Die Orangen schälen, filetieren und in Würfel schneiden. Mit dem Fenchel vermischen. Die Zutaten für die Marinade mischen und über das Fenchel-Orangen-Gemisch gießen. Vor dem Servieren ½ Stunde ziehen lassen und mit gehackten Nüssen bestreuen.

Den Fenchel-Orangen-Salat in einer kleinen Schale auf grünen Salatblättern anrichten.

Zutaten für 2 Portionen

150 g Fenchel

250 g Orangenfruchtfleisch

2 EL fettarmer Joghurt

2 gestr. EL saure Sahne, 10 % Fett

1½ EL Buttermilch

Zitronensaft

fluoridiertes Jodsalz mit Folsäure

2 TL Diätpflanzenöl

2 TL Walnüsse, gehackt

ein paar Salatblätter zum Anrichten

Zubereitungszeit: 20 Minuten

Eine Portion enthält:

190 kcal/794 Kilojoule

6 g Eiweiß

11 g Fett

16 g Kohlenhydrate

4 g Ballaststoffe

5,5 g mF

2,4 g eF

2,4 g gF

9 mg Cholesterin

Zubereitung

Den Fenchel putzen, waschen, vierteln und in dünne Streifen schneiden. Kurz überbrühen und erkalten lassen.

Tipps & Hinweise

Dieses Rezept ist geeignet für Hypercholesterin- und Hypertriglyzeridämie- sowie Bluthochdruckpatienten. Patienten mit erhöhtem Cholesterinspiegel können als Kochfett ebenfalls Raps- oder Nussöl verwenden. Patienten mit erhöhtem Blutdruck sollten bei der Salzmenge sparsam sein und stattdessen reichlich frische Kräuter einsetzen.

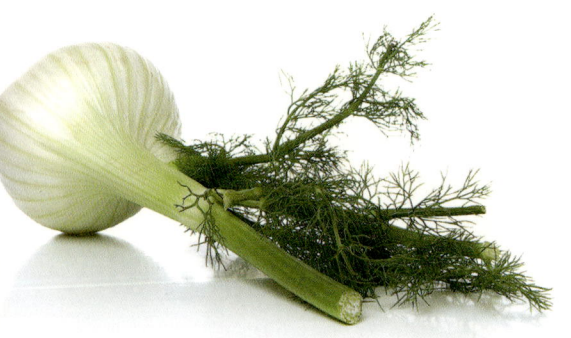

Champignons mit Feigen auf Feldsalat

gelingt leicht

und die Petersilie fein hacken. Beides mit dem Parmesan und der Zitronenschale vermischen.

Die Sauce über den Salat verteilen, mit der Parmesanmischung bestreuen und sofort servieren.

Zutaten für 2 Portionen

Zitronensaft

Pfeffer

fluoridiertes Jodsalz mit Folsäure

1 TL Blütenhonig

2 TL Diätpflanzenöl

100 g Champignons

500 ml Wasser

Saft und Schale von ½ Zitrone

80 g Feldsalat

60 g Feigen

1 Knoblauchzehe

Petersilie

1 TL geriebener Parmesan

Zubereitungszeit: 30 Minuten

Eine Portion enthält:

90 kcal/376 Kilojoule

3 g Eiweiß

6 g Fett

6 g Kohlenhydrate

2 g Ballaststoffe

3,3 g mF

1,4 g eF

1,2 g gF

2 mg Cholesterin

Zubereitung

Für die Sauce Zitronensaft, Pfeffer, Salz und Honig glatt rühren, das Diätpflanzenöl zugeben. Die Champignons putzen, waschen und kurz in Zitronenwasser legen. Den Feldsalat putzen, waschen, trockenschleudern und auf zwei Tellern verteilen.

Die Champignons und die gewaschenen Feigen in Scheiben schneiden und auf dem Feldsalat anrichten. Den Knoblauch

Tipps & Hinweise

Dieses Rezept ist geeignet für Hypercholesterin- und Hypertriglyzeridämie- sowie Bluthochdruckpatienten. Patienten mit erhöhtem Cholesterinspiegel können als Kochfett ebenfalls Raps- oder Nussöl verwenden.

Patienten mit erhöhten Blutfettwerten reduzieren die Feigenportion um die Hälfte. Stattdessen verdoppeln sie die Menge der Champignons.

Patienten mit erhöhtem Blutdruck sollten bei der Salzmenge sparsam sein und stattdessen reichlich frische Kräuter einsetzen.

Melone
mit Azukibohnen

braucht etwas mehr Zeit

Zutaten für 2 Portionen

50 g Azukibohnen

80 g fettarmer Joghurt

Kardamompulver

Saft von ½ Zitrone

1 TL Honig

½ Honigmelone

Zubereitungszeit: 15 Minuten
Kochzeit (Bohnen): ca. 1 ½ Stunden
Einweichzeit: 12 Stunden

Zubereitung

Die Azukibohnen über Nacht einweichen.

Am nächsten Tag das Wasser abgießen, die Bohnen spülen und gut mit frischem Wasser bedeckt 1–1 ½ Stunden gar kochen. Etwas erkalten lassen, dann even- tuell vorhandenes Kochwasser abschütten und die Bohnen spülen.

In einer Schüssel Joghurt, Kardamom, Zitronensaft und Honig mit dem Schneebesen verrühren. Die Bohnen dazumischen.

Die Melone entkernen, in mittelgroße Würfel schneiden und zu den anderen Zutaten mischen. Den Salat ganz erkalten lassen.

Eine Portion enthält:

180 kcal/752 Kilojoule

9 g Eiweiß

1 g Fett

31 g Kohlenhydrate

6 g Ballaststoffe

0,4 g mF

0,3 g eF

0,5 g gF

2 mg Cholesterin

Tipps & Hinweise

Dieses Rezept ist geeignet für Hypercholesterin- und Hypertriglyzeridämie- sowie Bluthochdruckpatienten. Patienten mit erhöhten Blutfettwerten reduzieren die Melonenportion um die Hälfte. Stattdessen verdoppeln sie die Menge der Bohnen.
Patienten mit erhöhtem Blutdruck sollten bei der Salzmenge sparsam sein und stattdessen reichlich frische Kräuter einsetzen.

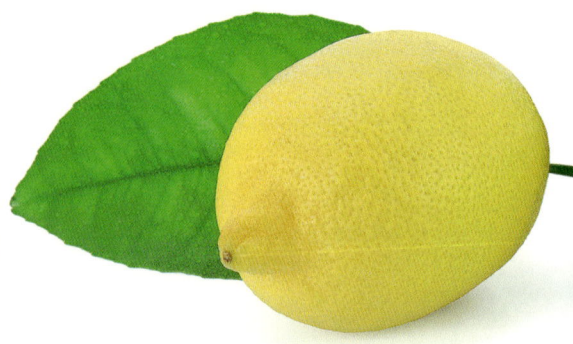

Sauerkraut-Weißkohl-Salat mit Birne

gelingt leicht

Zutaten für 2 Portionen

3 EL Magerquark (ca. 60 g)
1 Messerspitze gem. Kümmel
100 g Weißkohl
1 kleine Birne (ca. 80 g)
60 g Lauch
4 EL Sauerkraut (ca. 100 g)
fluoridiertes Jodsalz mit Folsäure
Zitronensaft
4 Walnusshälften

Zubereitungszeit: 20 Minuten

Zubereitung

Quark mit Kümmel verrühren. Weißkohl waschen und grob raffeln. Das Sauerkraut hinzufügen.

Birne waschen, schälen und würfelig schneiden. Lauch waschen und in feine Streifen schneiden.

Das Gemüse und die Birne mit dem abgeschmeckten Quark vermischen, mit Salz und Zitronensaft abschmecken und mit Walnusshälften garniert servieren.

Eine Portion enthält:

- 100 kcal/418 Kilojoule
- 8 g Eiweiß
- 3 g Fett
- 10 g Kohlenhydrate
- 6 g Ballaststoffe
- 0,9 g mF
- 1,2 g eF
- 0,5 g gF
- 0,3 mg Cholesterin

Tipps & Hinweise

Diese Frischkost schmeckt auch mit anderen Obstarten sehr lecker! Statt Weißkohl können Sie auch Rotkohl verwenden.

Dieses Rezept ist geeignet für Hypercholesterin- und Hypertriglyzeridämie- sowie Bluthochdruckpatienten. Patienten mit erhöhtem Cholesterinspiegel können als Kochfett ebenfalls Raps- oder Nussöl verwenden. Patienten mit erhöhten Blutfettwerten reduzieren die Birnenportion um die Hälfte. Stattdessen verdoppeln sie die Menge des Lauchs. Patienten mit erhöhtem Blutdruck sollten bei der Salzmenge sparsam sein und stattdessen reichlich frische Kräuter einsetzen.

Brokkolisalat

geht schnell

Die Salatzutaten auf zwei Tellern anrichten, das Dressing darübergeben und mit den gerösteten Mandeln bestreuen.

Zubereitung

Den Brokkoli putzen und waschen, anschließend in kleine Röschen zerteilen und den Stiel klein schneiden. Etwa 3 Minuten in Salzwasser blanchieren und in Eiswasser abschrecken.

Champignons putzen, waschen, in Scheiben schneiden und mit 1 TL Diätpflanzenöl in einer beschichteten Pfanne rösten. Für das Dressing den Essig mit dem restlichen Diätpflanzenöl verrühren, mit Senf, Salz und Pfeffer würzen.

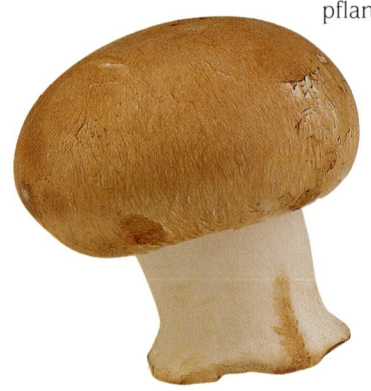

Tipps & Hinweise

Dazu passt dunkles Vollkornbrot oder auch knuspriges Knäckebrot.

Dieses Rezept ist geeignet für Hypercholesterin- und Hypertriglyzeridämie- sowie Bluthochdruckpatienten. Patienten mit erhöhtem Cholesterinspiegel können als Kochfett ebenfalls Rapsöl verwenden. Patienten mit erhöhtem Blutdruck sollten bei der Salzmenge sparsam sein und stattdessen reichlich frische Kräuter einsetzen.

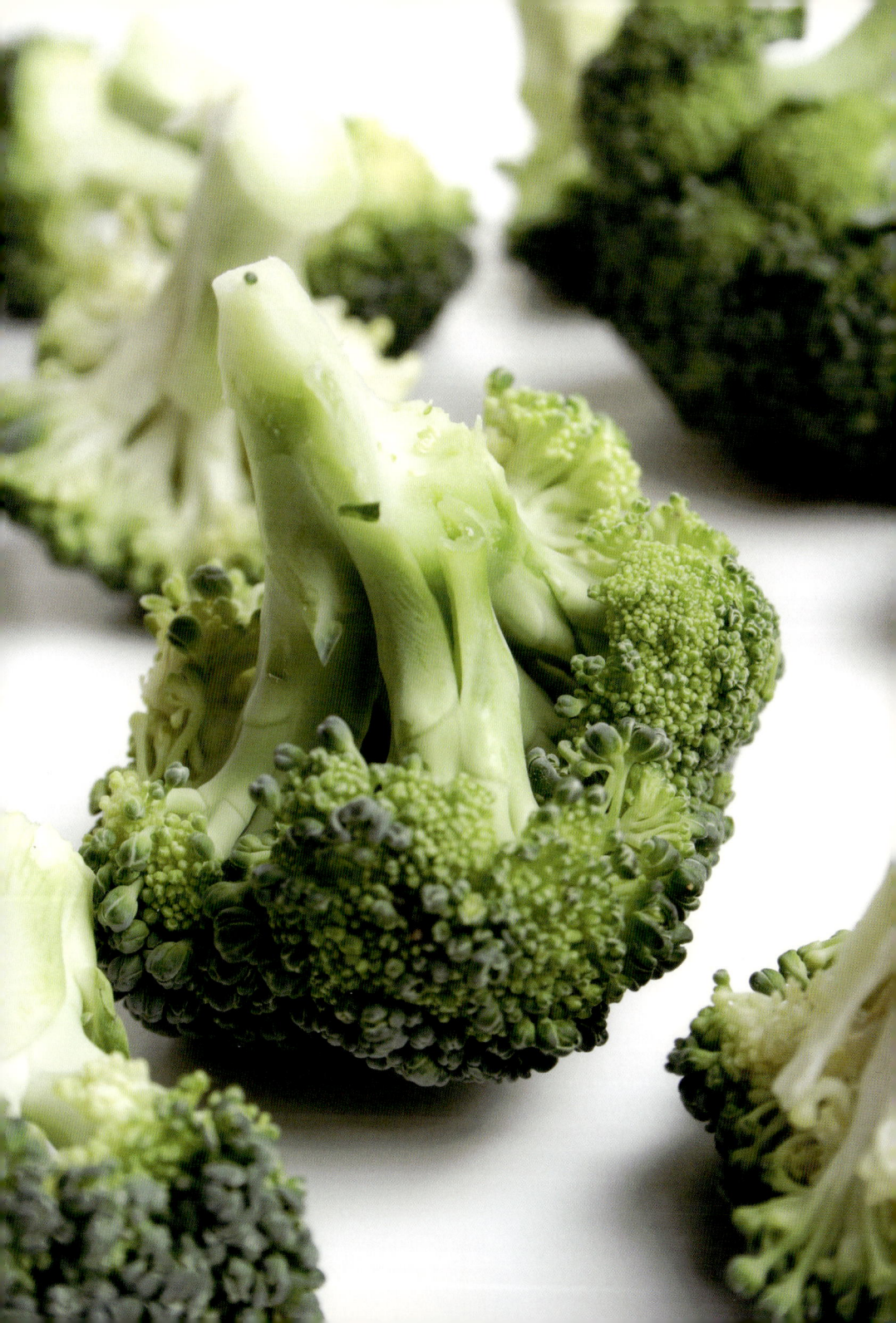

Auberginensalat

braucht etwas mehr Zeit

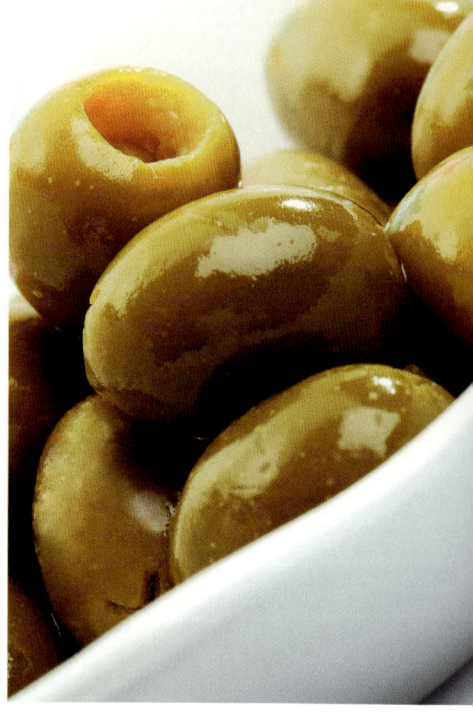

Zutaten für 2 Portionen

Für den Salat:

50 g Soissonbohnen oder weiße Bohnen

1 mittlere Aubergine (ca. 200 g)

fluoridiertes Jodsalz mit Folsäure

1 TL Olivenöl

6 grüne Oliven

Für die Sauce:

1 Tomate, in kleine Stücke geschnitten

4 TL Rotweinessig

1 Knoblauchzehe, gepresst

1 TL Tomatenmark

1 TL Diätpflanzenöl

1 TL Basilikum, fein gehackt

fluoridiertes Jodsalz mit Folsäure

Pfeffer

einige Tropfen Tabasco

Zubereitungszeit (ohne Kochzeit der Bohnen): 30 Minuten
Kochzeit (Bohnen): ca. 1 Stunde
Einweichzeit: 12 Stunden

Zubereitung

Die Bohnen über Nacht einweichen.

Am nächsten Tag das Einweichwasser wegschütten und die Bohnen mit frischem Wasser etwa 1 Stunde weich kochen. Falls noch Kochwasser übrig bleibt, dieses ohne Deckel einkochen.

Inzwischen die Auberginen in 3 cm große Stücke schneiden, in eine Schüssel geben, das Salz daruntermischen und ½ Stunde ziehen lassen. Trocken tupfen und im Olivenöl rundum braun braten.

Für die Sauce Tomate, Essig, Knoblauch und Tomatenmark zusammen aufkochen und 15–20 Minuten eindicken lassen. Mit dem Stabmixer pürieren oder durch ein Sieb streichen. Die übrigen Saucenzutaten beifügen.

Bohnen, Oliven und Auberginen in eine Schüssel geben, mit der Sauce übergießen und alles sorgfältig mischen. Erkalten lassen.

Tipps & Hinweise

Ergibt eine feine Vorspeise oder zusammen mit einem Saisonsalat und Vollkornbrot eine leichte Sommermahlzeit.

Dieses Rezept ist geeignet für Hypercholesterin- und Hypertriglyzeridämie- sowie Bluthochdruckpatienten. Patienten mit erhöhtem Cholesterinspiegel können als Kochfett ebenfalls Rapsöl verwenden. Patienten mit erhöhtem Blutdruck sollten bei der Salzmenge sparsam sein und stattdessen reichlich frische Kräuter einsetzen.

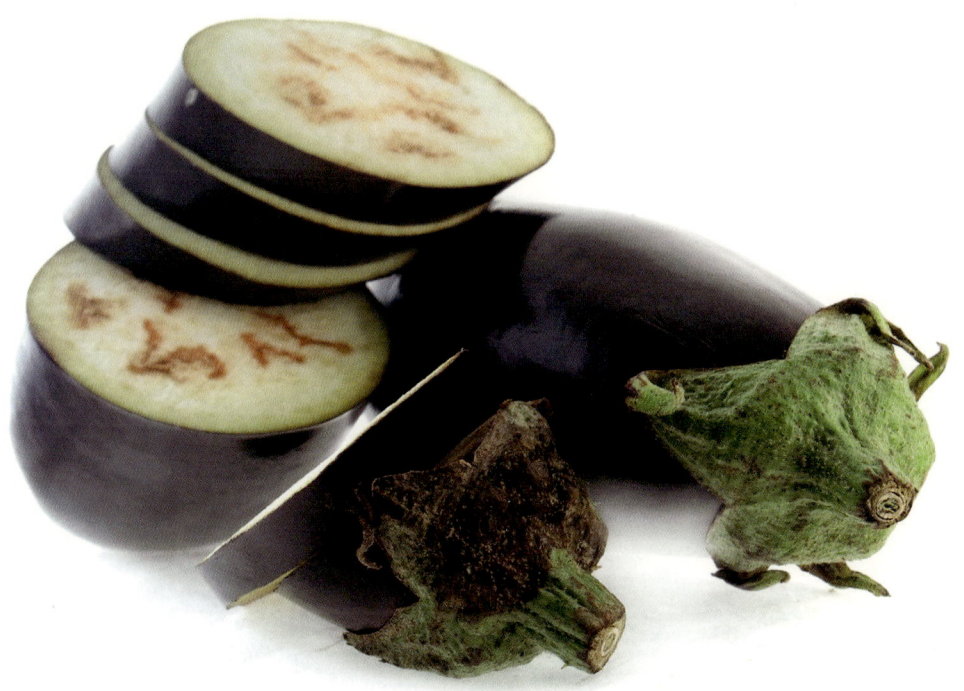

Kichererbsenpaste

braucht etwas mehr Zeit

Zutaten für 2 Portionen

200 g Kichererbsen

Wasser

1 Zitrone

2 TL Sesamsamen

1 TL Diätpflanzenöl

fluoridiertes Jodsalz mit Folsäure

1 Knoblauchzehe, gepresst

1 Prise Curry

Zubereitungszeit: 10 Minuten
Kochzeit: 70 Minuten
Einweichzeit: mind. 10 Stunden

Zubereitung

Die Kichererbsen über Nacht einweichen.

Am nächsten Tag das Einweichwasser abgießen und durch so viel frisches Wasser ersetzen, dass die Erbsen damit bedeckt sind. Etwa 1 Stunde sehr weich kochen. Mit dem Sud durch das Passiergerät drehen oder mit dem Stabmixer pürieren.

Die Zitrone auspressen. Zitronensaft und die übrigen Zutaten zugeben und zu einer Paste verrühren.

Eine Portion enthält:

430 kcal/1797 Kilojoule

20 g Eiweiß

12 g Fett

57 g Kohlenhydrate

13 g Ballaststoffe

6,6 g mF

2 g eF

1,9 g gF

0 mg Cholesterin

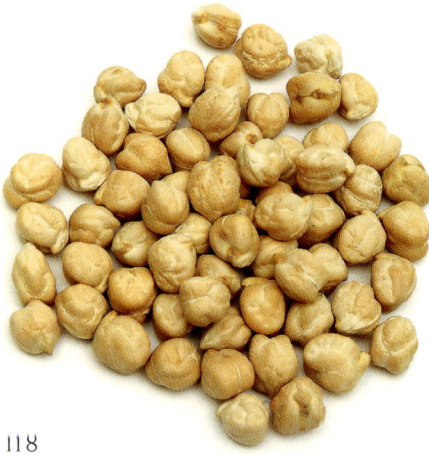

Tipps & Hinweise

Als Aufstrich oder Dip mit schwarzen Oliven, Tomatenscheiben und Kräutern garniert servieren, beispielsweise zu rohen Gemüsestücken, Kräckern oder Brot, oder als Beilage auf dem Salatteller.

Dieses Rezept ist geeignet für Hypercholesterin- und Hypertriglyzerid-ämie- sowie Bluthochdruckpatienten. Patienten mit erhöhtem Cholesterinspiegel können als Kochfett ebenfalls Raps- oder Leinöl verwenden. Patienten mit erhöhtem Blutdruck sollten bei der Salzmenge sparsam sein und stattdessen reichlich frische Kräuter einsetzen.

Handkäs' mit Musik

braucht etwas mehr Zeit

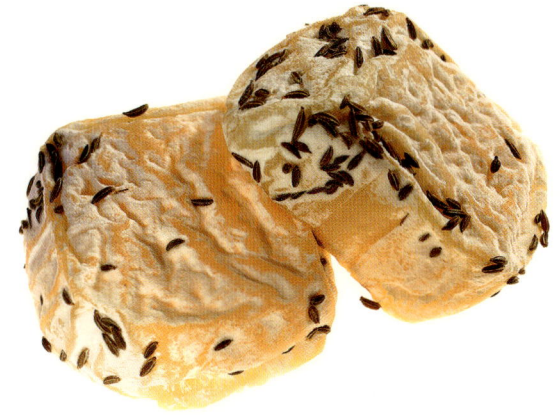

Zutaten für 2 Portionen

2 Frühlingszwiebeln
100 g Harzer Käse
2 TL Essig
2 TL Wasser
1 TL Diätpflanzenöl
Kümmel
Pfeffer
2 Vollkornbrötchen
1 TL Diätmargarine, halbfett

**Zubereitungszeit: 10 Minuten
Marinierzeit: 1 Stunde**

Zubereitung

Die Frühlingszwiebel putzen und waschen. Den Käse und die Frühlingszwiebel in Scheiben schneiden.

Aus dem Essig, Wasser, Öl, Kümmel und Pfeffer ein Dressing anrühren, über die Käse-Zwiebel-Mischung geben und 1 Stunde marinieren lassen.

Die Brötchen halbieren, mit der Margarine bestreichen und zu dem Harzer Käse essen.

Eine Portion enthält:

130 kcal/543 Kilojoule
11 g Eiweiß
4 g Fett
17 g Kohlenhydrate
3 g Ballaststoffe
2,5 g mF
0,8 g eF
0,7 g gF
1 mg Cholesterin

Tipps & Hinweise

Dieses Rezept ist geeignet für Hypercholesterin- und Hypertriglyzeridämie- sowie Bluthochdruckpatienten. Patienten mit erhöhtem Cholesterinspiegel können als Kochfett ebenfalls Rapsöl verwenden. Patienten mit erhöhtem Blutdruck sollten bei der Salzmenge sparsam sein und stattdessen frischen Schnittlauch einsetzen.

Avocadocreme

geht schnell

Zutaten für 2 Portionen

1 mittelgroße reife Avocado
(etwa 200–250 g)

1 EL frischer Zitronensaft

1 TL Diätpflanzenöl

2 EL saure Sahne

frisch gemahlener Pfeffer

fluoridiertes Jodsalz mit Folsäure

1 Knoblauchzehe, zerdrückt

2 EL Zwiebeln, feingehackt

1 Spritzer Tabasco

Zubereitungszeit: 15 Minuten

Zubereitung

Avocado halbieren, Kern entfernen, schälen und mit einer Gabel das Fruchtfleisch zerdrücken. Die restlichen Zutaten untermischen und zu einer glatten Masse rühren.

Eine Portion enthält:

145 kcal/606 Kilojoule

2 g Eiweiß

15 g Fett

2 g Kohlenhydrate

2 g Ballaststoffe

1,9 g mF

9,8 g eF

2,7 g gF

3 mg Cholesterin

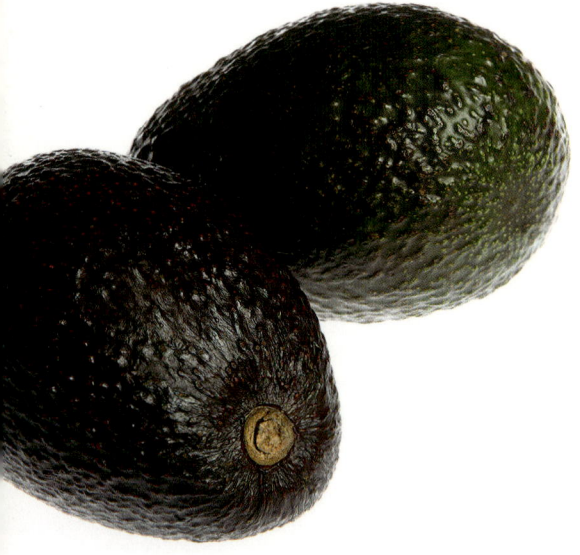

Tipps & Hinweise

Die Creme sollte erst kurz vor Gebrauch zubereitet werden.

Dieses Rezept ist geeignet für Hypercholesterin- und Hypertriglyzeridämie- sowie Bluthochdruckpatienten. Patienten mit erhöhtem Cholesterinspiegel können als Kochfett ebenfalls Rapsöl verwenden. Patienten mit erhöhtem Blutdruck sollten bei der Salzmenge sparsam sein und stattdessen reichlich frische Kräuter einsetzen.

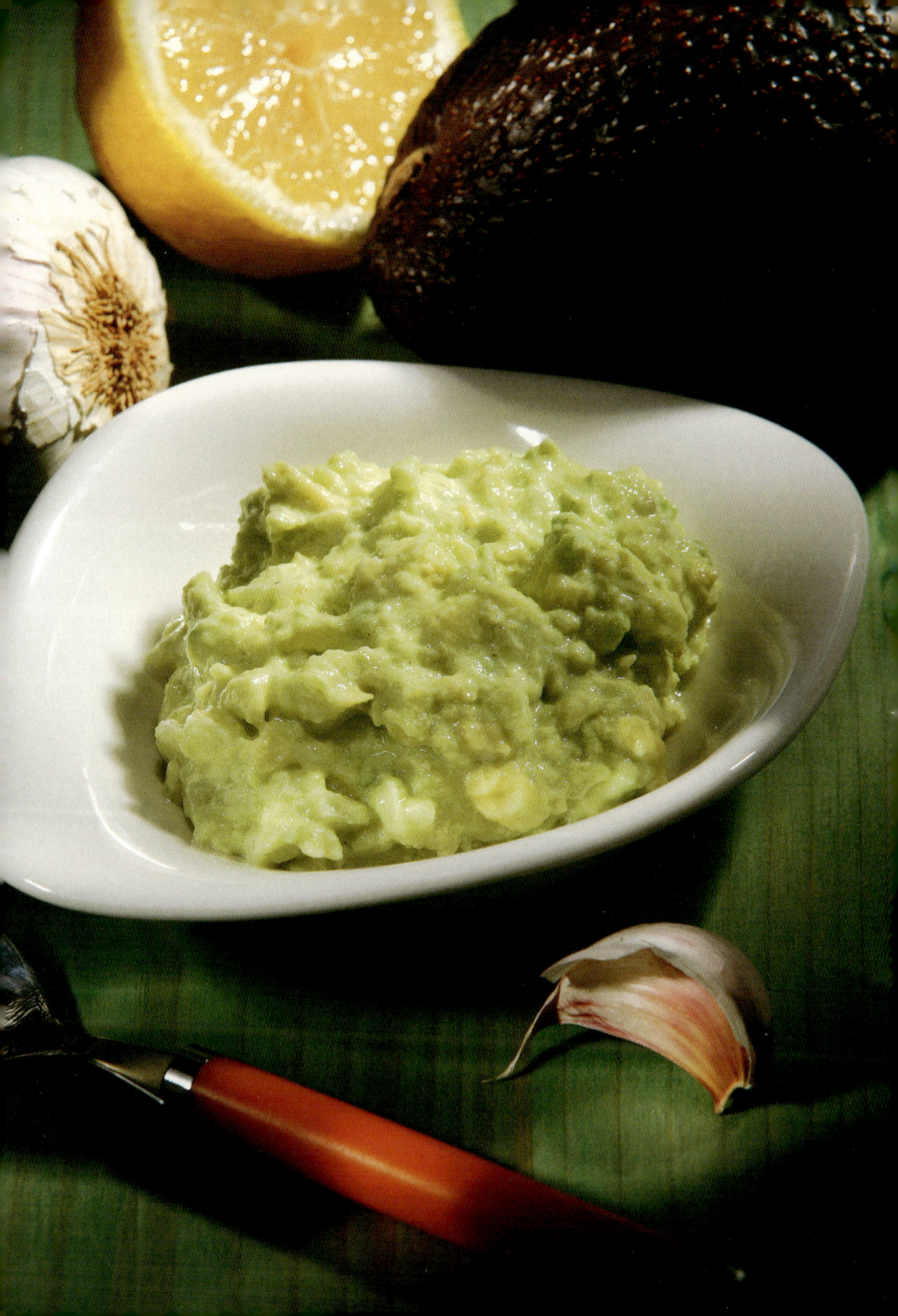

Rote-Linsen-Pâte

gelingt leicht

Eine Portion enthält:

90 kcal/376 Kilojoule

5 g Eiweiß

3 g Fett

10 g Kohlenhydrate

2,4 g Ballaststoffe

0,2 g mF

0,8 g eF

1,6 g gF

9 mg Cholesterin

Zutaten für 2 Portionen

100 g rote Linsen

200 ml Wasser

Majoran

1 kleines Lorbeerblatt

1 Gewürznelke

1 gehackte Zwiebel

fluoridiertes Jodsalz mit Folsäure

2 TL Sojasauce

Rosenpaprika

schwarzer Pfeffer aus der Mühle

3 EL saure Sahne, 10 % Fett

Zubereitungszeit: 30 Minuten (ohne Kühlzeit)

Tipps & Hinweise

Die Pâte kann in einem Schälchen als Aufstrich oder Tunke serviert oder auf flachem Teller angerichtet werden. Dazu passen rohe oder gedämpfte Gemüsestücke und Vollkornkräcker.

Dieses Rezept ist geeignet für Hyper-cholesterin- und Hypertriglyzerid-ämie- sowie Bluthochdruckpatienten. Patienten mit erhöhtem Cholesterin-spiegel können als Kochfett ebenfalls Rapsöl verwenden. Patienten mit erhöhtem Blutdruck streichen das Salz zum Würzen, da die verwendete Sojasoße sehr salzig ist.

Zubereitung

Die Linsen waschen und gut abtropfen lassen. Mit dem Wasser, Majoran, Lorbeer, der Gewürznelke und den Zwiebeln in einen Topf geben und 10–15 Minuten ohne Deckel weich kochen. Mit den übrigen Zutaten (außer der Sahne) kräftig würzen und nochmals 5 Minuten kochen.

Lorbeerblatt und Gewürznelke entfernen und die Linsen mit dem Stabmixer pürieren oder durch ein Passiergerät drehen.

Erkalten lassen. Die Sahne unter die Linsen ziehen

Sprossenaufstrich

geht schnell

Zutaten für 4 Portionen

3 EL Alfalfagrün

2 EL Weizensprossen

1 EL Rettich- oder Senfsprossen

1 Tomate

fein gehackte Petersilie

50 g weiche Diätmargarine, halbfett

1 EL Hefeflocken

Kräutersalz

Zubereitungszeit: 15 Minuten

Zubereitung

Das Alfalfagrün und die Sprossen gut durchspülen und abtropfen lassen. Die Tomate waschen und würfeln. Die Sprossen mit der Tomate und der Petersilie unter die schaumig gerührte Margarine mischen und mit Hefeflocken und Kräutersalz abschmecken.

Eine Portion enthält:

77 kcal/322 Kilojoule

2 g Eiweiß

6 g Fett

3 g Kohlenhydrate

1 g Ballaststoffe

2,4 g mF

1,5 g eF

2 g gF

0,5 mg Cholesterin

Tipps & Hinweise

Dieses Rezept ist geeignet für Hypercholesterin- und Hypertriglyzeridämie- sowie Bluthochdruckpatienten. Patienten mit erhöhtem Blutdruck sollten bei der Salzmenge sparsam sein und stattdessen mehr Petersilie einsetzen.

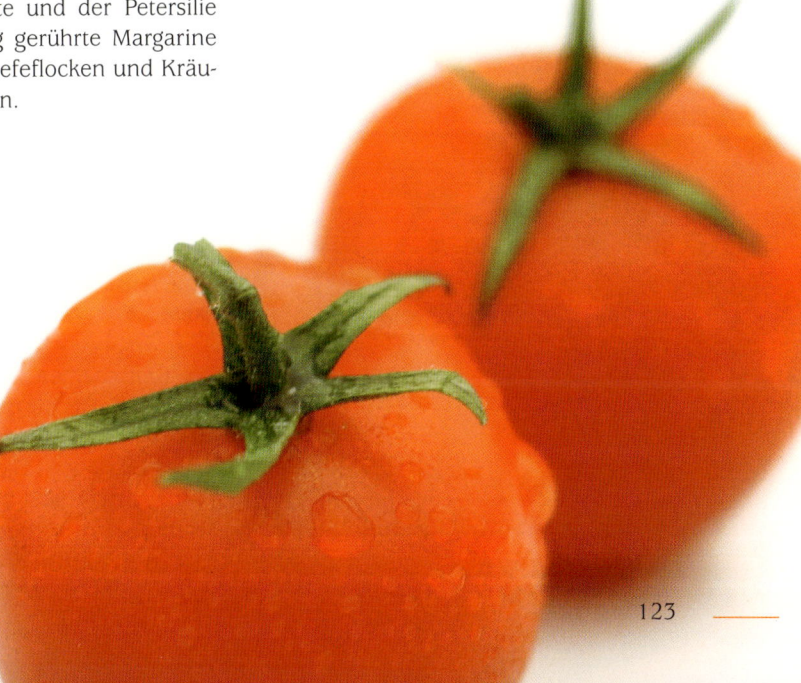

Scampibruschetta

gelingt leicht

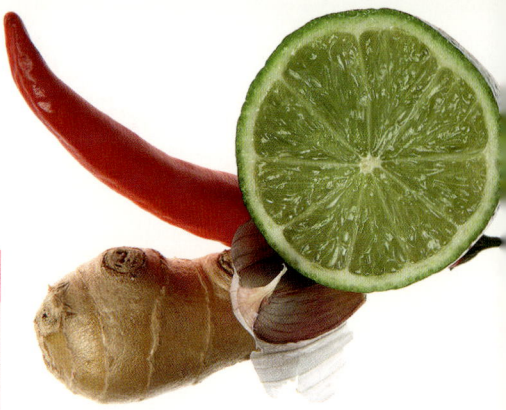

Zutaten für 2 Portionen

1 kleines Stück frischer Ingwer (ca. 10 g)

½ kleine rote Chilischote

100 g geschälte Scampis

einige Stängel Koriander

½ Limette

1–2 EL Olivenöl

fluoridiertes Jodsalz mit Folsäure

4 Scheiben Ciabatta

½ Knoblauchzehe

Zubereitungszeit: 20 Minuten

Zubereitung

Den Ingwer schälen und in feine Würfelchen schneiden. Die Chilischote kurz waschen, trocknen und ebenfalls klein würfeln. Hände gut waschen!

Die Scampis abspülen, trocknen und am Rücken entlang einschneiden und den Darm entfernen. Die Scampis in kleine Würfel schneiden.

Den Koriander kurz waschen, trocknen und fein hacken. Die Limette heiß waschen, trocknen und die Schale fein reiben. Den Saft auspressen.

1 EL Öl in einer beschichteten Pfanne erhitzen und die Scampiwürfel darin anbraten. Die Ingwer- und Chiliwürfelchen dazugeben und mit Salz würzen. Den Limettensaft dazugießen und ca. 1 Minute köcheln lassen. Den Koriander und die Limettenschale dazugeben und abschmecken.

Die Brotscheiben toasten und mit dem restlichen Öl bestreichen. Die Knoblauchzehe schälen und die Brotscheiben damit einreiben. Die Scheiben mit der Garnelenmischung belegen und sofort servieren.

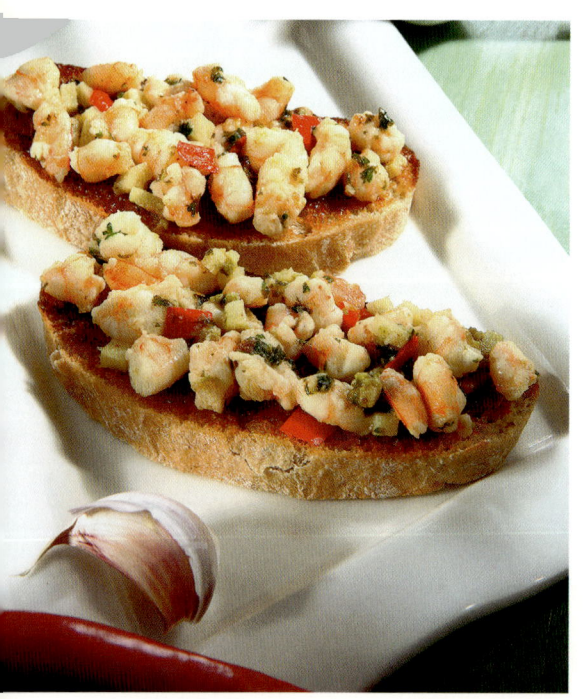

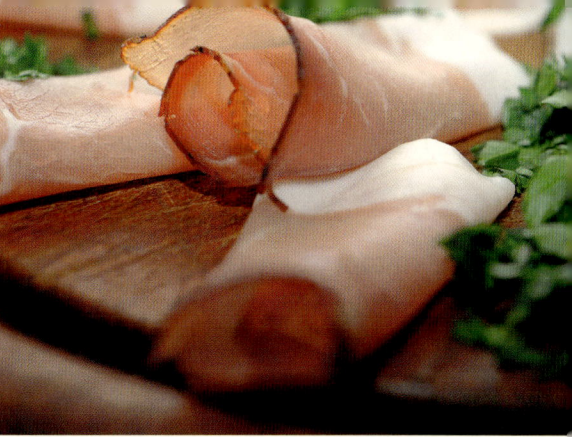

Zubereitung

Das Brot mit der Margarine bestreichen und den Schinken darauf legen. Die Gurkenscheiben auf dem Schinken verteilen und mit den klein geschnittenen Radieschen, dem gemahlenen bunten Pfeffer und der Petersilie dekorieren.

Tipps und Hinweise

Dieses Rezept ist geeignet für Hypercholesterin- und Hypertriglyzeridämie- sowie Bluthochdruckpatienten.

Holsteiner Schinkenschnitte

preisgünstig

Zutaten für 2 Portionen

2 Scheiben Graubrot

2 TL Diätmargarine, halbfett

4 dünne Scheiben Katenschinken

einige Salatgurkenscheiben

2 Radieschen

bunter Pfeffer

etwas gehackte Petersilie

Zubereitungszeit: 10 Minuten

Eine Portion enthält:

140 kcal/585 Kilojoule

7 g Eiweiß

3 g Fett

22 g Kohlenhydrate

2 g Ballaststoffe

1,2 g mF

1 g eF

0,8 g gF

10 mg Cholesterin

Tipps & Hinweise

Dieses Rezept ist geeignet für Hypercholesterin- und Hypertriglyzeridämie- sowie Bluthochdruckpatienten.

Lachs mit Mangodressing

Geht schnell

Zutaten für 2 Portionen
2 Lachsfilets à 125 g
1 EL Limettensaft
fluoridiertes Jodsalz mit Folsäure
Pfeffer
1 TL Olivenöl
½ Mango
einige Zweige Zitronenmelisse
½ Becher Naturjoghurt, 1,5 % Fett
1 TL Dijonsenf
1 TL Zitronensaft
Zubereitungszeit: 15 Minuten

Zubereitung

Die Fischfilets unter fließendem Wasser abspülen, trockentupfen und mit Limettensaft und Salz und Pfeffer bestreuen. Das Öl in einer beschichteten Pfanne erhitzen und die Lachsfilets von jeder Seite 2–3 Minuten anbraten.

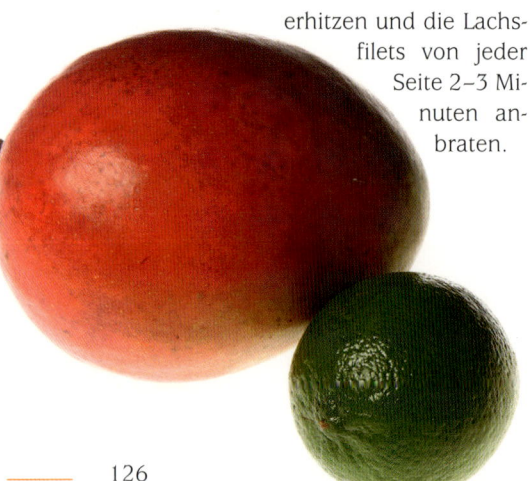

In der Zwischenzeit die Mango schälen und in kleine Würfel schneiden. Die Zitronenmelisse waschen und trockenschleudern. Mit einem Pürierstab die Mangowürfel, die Zitronenmelisse, den Joghurt, den Senf und den Zitronensaft glatt mixen. Mit Salz und Pfeffer abschmecken und die Lachsfilets damit anrichten.

Eine Portion enthält:
420 kcal/1755 Kilojoule
27 g Eiweiß
26 g Fett
18 g Kohlenhydrate
2 g Ballaststoffe
3 g mF
9,2 g eF
3,7 g gF
45,7 mg Cholesterin

Tipps und Hinweise

Dieses Rezept ist geeignet für Hypercholesterin- und Hypertriglyzeridämie- sowie Bluthochdruckpatienten. Patienten mit erhöhtem Cholesterinspiegel können auch Rapsöl als Kochfett verwenden. Patienten mit erhöhten Blutfettwerten reduzieren die Mango auf die Hälfte. Bluthochdruckpatienten sollten vorsichtig mit Salz würzen.

Genießen Sie dazu unseren gebackenen Kartoffeln auf Seite 85

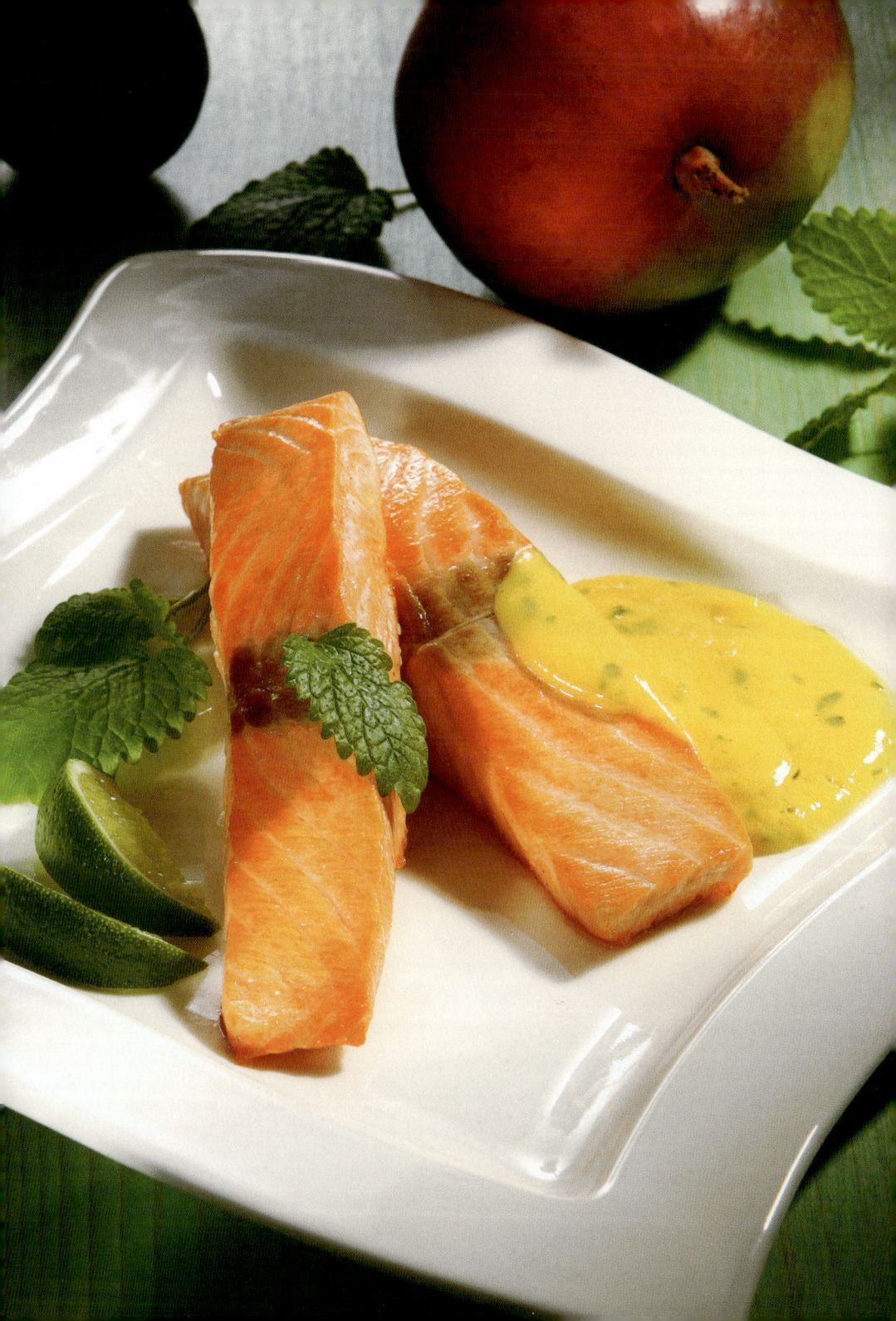

Grünes Cremesüppchen

geht schnell

Zutaten für 2 Portionen

1 kleine Zwiebel

1 kleine Knoblauchzehe

1 EL Rapsöl

300 g gehackter Spinat, tiefgekühlt

¼ Liter Gemüsebrühe

½ Bund Petersilie

fluoridiertes Jodsalz mit Folsäure

Pfeffer

1 leicht gehäufter EL saure Sahne, 10 % Fett

Zubereitungszeit: 15 Minuten

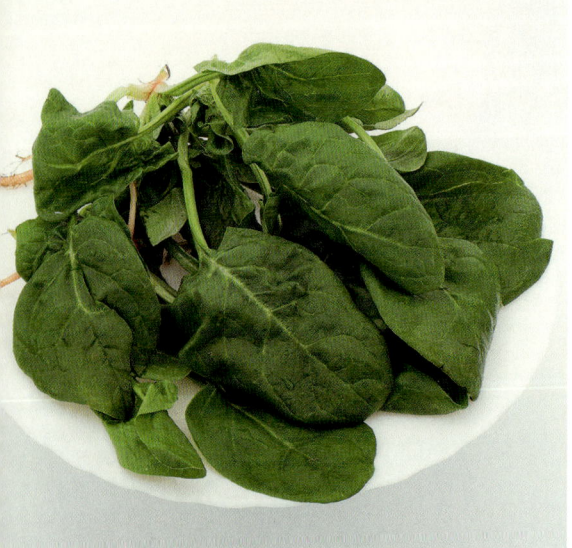

Zubereitung

Die Zwiebel und die Knoblauchzehe schälen und in feine Würfelchen schneiden. Das Öl in einem kleinen Topf erhitzen und die Zwiebel- und Knoblauchwürfel darin anbraten. Den angetauten Spinat dazugeben und im Topf auftauen lassen. Die Gemüsebrühe dazugießen und 5 Minuten köcheln lassen.

Die Petersilie waschen, fein hacken und zusammen mit den Gewürzen die Suppe abschmecken. Die saure Sahne glatt rühren und in die Suppe geben. Die Suppe darf jetzt nicht mehr kochen, sonst flockt die Sahne aus.

Eine Portion enthält:

148 kcal/619 Kilojoule

7 g Eiweiß

11 g Fett

5 g Kohlenhydrate

5 g Ballaststoffe

1,1 g mF

6,5 g eF

2,5 g gF

6,7 mg Cholesterin

Tipps und Hinweise

Dieses Rezept ist geeignet für Hypercholesterin- und Hypertriglyzeridämie- sowie Bluthochdruckpatienten. Bluthochdruckpatienten sollten vorsichtig mit Salz würzen.

Basilikum-Zitronen-Spaghetti

geht schnell

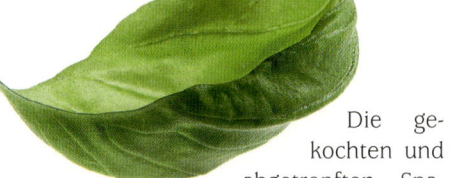

Zutaten für 2 Portionen

120 g Hartweizenspaghetti, eifrei
1 kleine Knoblauchzehe
1 Bund Basilikum
½ kleine Chilischote
½ EL Zitronenschale, fein gehackt
1 TL Chiliöl
1 EL Olivenöl
2 EL Parmesan, frisch gerieben
fluoridiertes Jodsalz mit Folsäure
Pfeffer

Zubereitungszeit: 15 Minuten

Zubereitung

Die Spaghetti nach Packungsanweisung al dente kochen.

In der Zwischenzeit die Knoblauchzehe schälen und in feine Würfelchen schneiden. Die Basilikumblättchen waschen, abtropfen lassen. Die Chilischote waschen und in kleine Würfelchen schneiden. Hände gut waschen. Zusammen mit den Knoblauchwürfelchen, den Basilikumblättchen, der Zitronenschale und dem Öl in einer mittelgroßen Schüssel vorsichtig verrühren.

Die Hälfte des Parmesankäses dazugeben und mit Salz und Pfeffer abschmecken.

Die gekochten und abgetropften Spaghetti daruntermengen und mit dem restlichen Parmesan bestreut sofort servieren.

Eine Portion enthält:

323 kcal/1350 Kilojoule

9 g Eiweiß

13 g Fett

43 g Kohlenhydrate

3 g Ballaststoffe

1,3 g mF

7,7 g eF

2,6 g gF

4,2 mg Cholesterin

Tipps und Hinweise

Dieses Rezept ist geeignet für Hypercholesterin- und Hypertriglyzeridämie- sowie Bluthochdruckpatienten. Patienten mit erhöhtem Cholesterinspiegel können als Kochfett ebenfalls Rapsöl verwenden. Zur Senkung erhöhter Cholesterinwerte eignen sich Vollkornspaghetti. Bluthochdruckpatienten sollten vorsichtig mit Salz würzen und eventuell etwas mehr Basilikum einsetzen.

Lachsstulle

geht schnell

Zutaten für 2 Portionen

1 EL Meerrettich

1 EL saure Sahne

¼ Bund Dill

4 Scheiben Sonnenblumenvollkornbrot

1 Stück Salatgurke (ca. 100 g)

4 Scheiben geräucherter Lachs (ca. 80 g)

Zubereitungszeit: 10 Minuten

Zubereitung

Den Meerrettich mit der sauren Sahne verrühren. Den Dill waschen, fein hacken und unter die Masse mengen. Diese auf zwei Scheiben des Brots verteilen.

Die Salatgurke in Scheiben schneiden und zusammen mit den Lachsscheiben auf den beiden Brotscheiben verteilen. Die übrigen Brotscheiben als Deckel auflegen und gleich servieren.

Eine Portion enthält:

241 kcal/1007 Kilojoule

14 g Eiweiß

6 g Fett

32 g Kohlenhydrate

8 g Ballaststoffe

2,1 g mF

1,7 g eF

1,5 g gF

17,8 mg Cholesterin

Tipps und Hinweise

Dieses Rezept ist geeignet für Hypercholesterin- und Hypertriglyzeridämie- sowie Bluthochdruckpatienten.

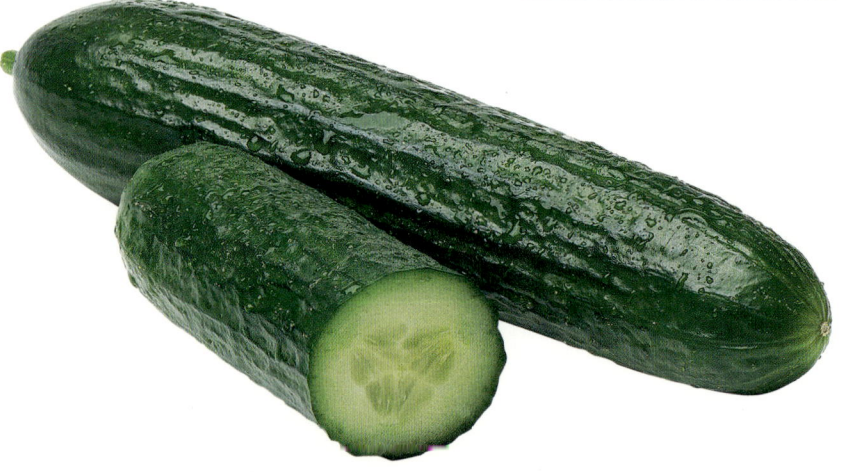

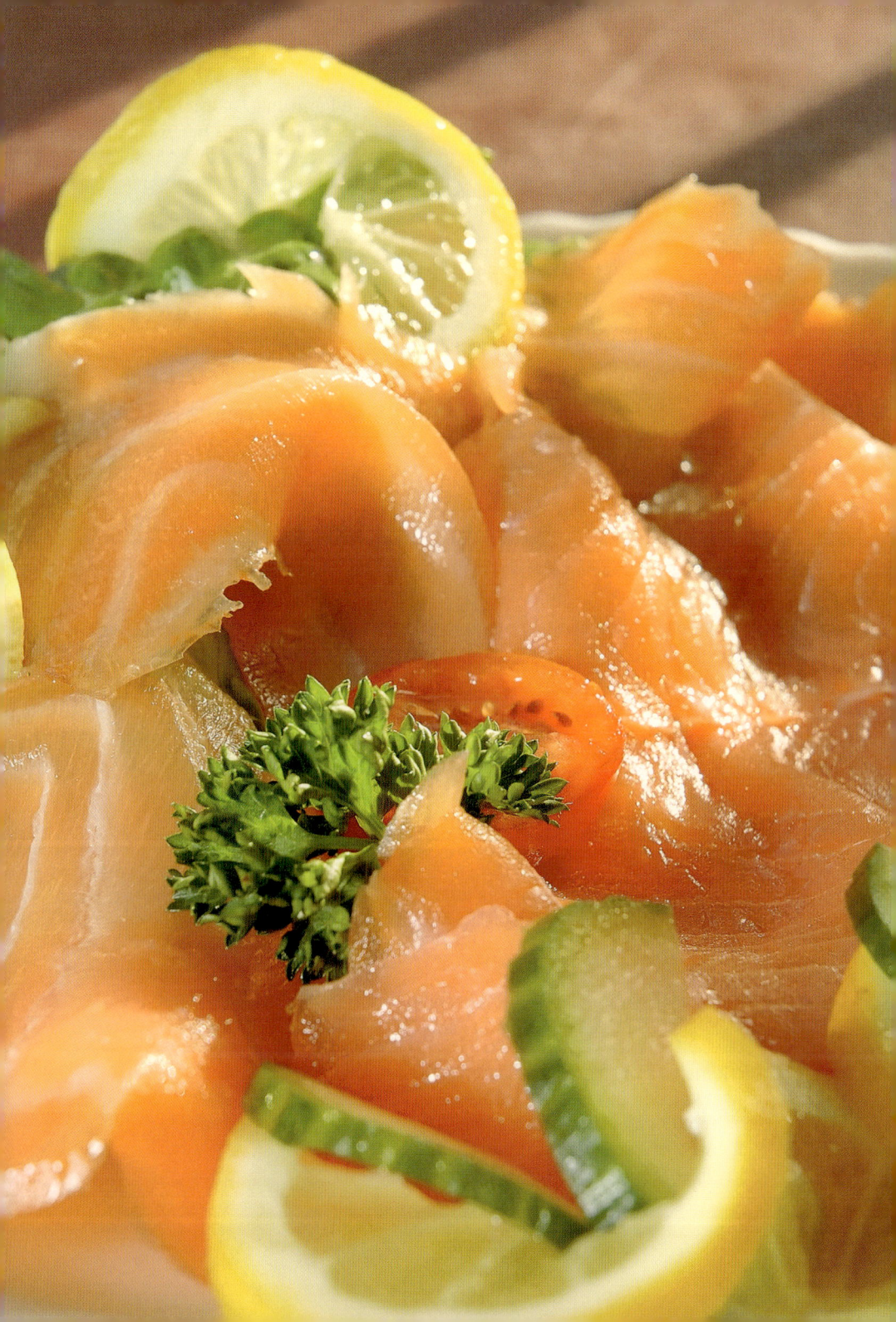

Fenchelgratin mit Kräuterkruste

gelingt leicht

Zutaten für 2 Portionen

2 Fenchelknollen (je 150 g)
125 ml Gemüsebrühe
1 Knoblauchzehe
1 kleine Zwiebel
1 TL Diätpflanzenöl
4 Tomaten
fluoridiertes Jodsalz mit Folsäure
Pfeffer
1 Bund frische Kräuter, gehackt
Diätmargarine zum Ausfetten
1 EL Weizenvollkornschrot, eingeweicht
5 EL geriebener Parmesan
Zitronenschale
2 TL Margarineflöckchen

Zubereitungszeit: 60 Minuten

Zubereitung

Fenchelknollen putzen, waschen, halbieren und in der Gemüsebrühe bissfest kochen.

Knoblauchzehe und Zwiebel fein hacken und in Öl anschwitzen.

Die Tomaten blanchieren, enthäuten, würfeln und zu den Zwiebeln geben. Die Sauce salzen und pfeffern, mit einem Teil der gehackten Kräuter würzen, durch leichtes Köcheln auf die Hälfte reduzieren.

Eine Form mit Diätmargarine ausfetten, die Fenchelknollen hineinlegen und mit der Tomatensauce übergießen. Weizenvollkornschrot mit den restlichen Kräutern, Käse und Zitronenschale vermengen und über den Fenchel verteilen. Mit Margarineflöckchen besetzen.

Im vorgeheizten Backofen bei 220 °C etwa 15 Minuten gratinieren.

Eine Portion enthält:

220 kcal/920 Kilojoule
17 g Eiweiß
11 g Fett
13 g Kohlenhydrate
10,2 g Ballaststoffe
4 g mF
2,5 g eF
3,5 g gF
10 mg Cholesterin

Tipps & Hinweise

Dieses Rezept ist geeignet für Hypercholesterin- und Hypertriglyzeridämie- sowie Bluthochdruckpatienten. Patienten mit erhöhtem Cholesterinspiegel können als Kochfett ebenfalls Rapsöl verwenden. Patienten mit erhöhtem Blutdruck sollten bei der Salzmenge sparsam sein und stattdessen eine größere Menge frische Kräuter einsetzen.

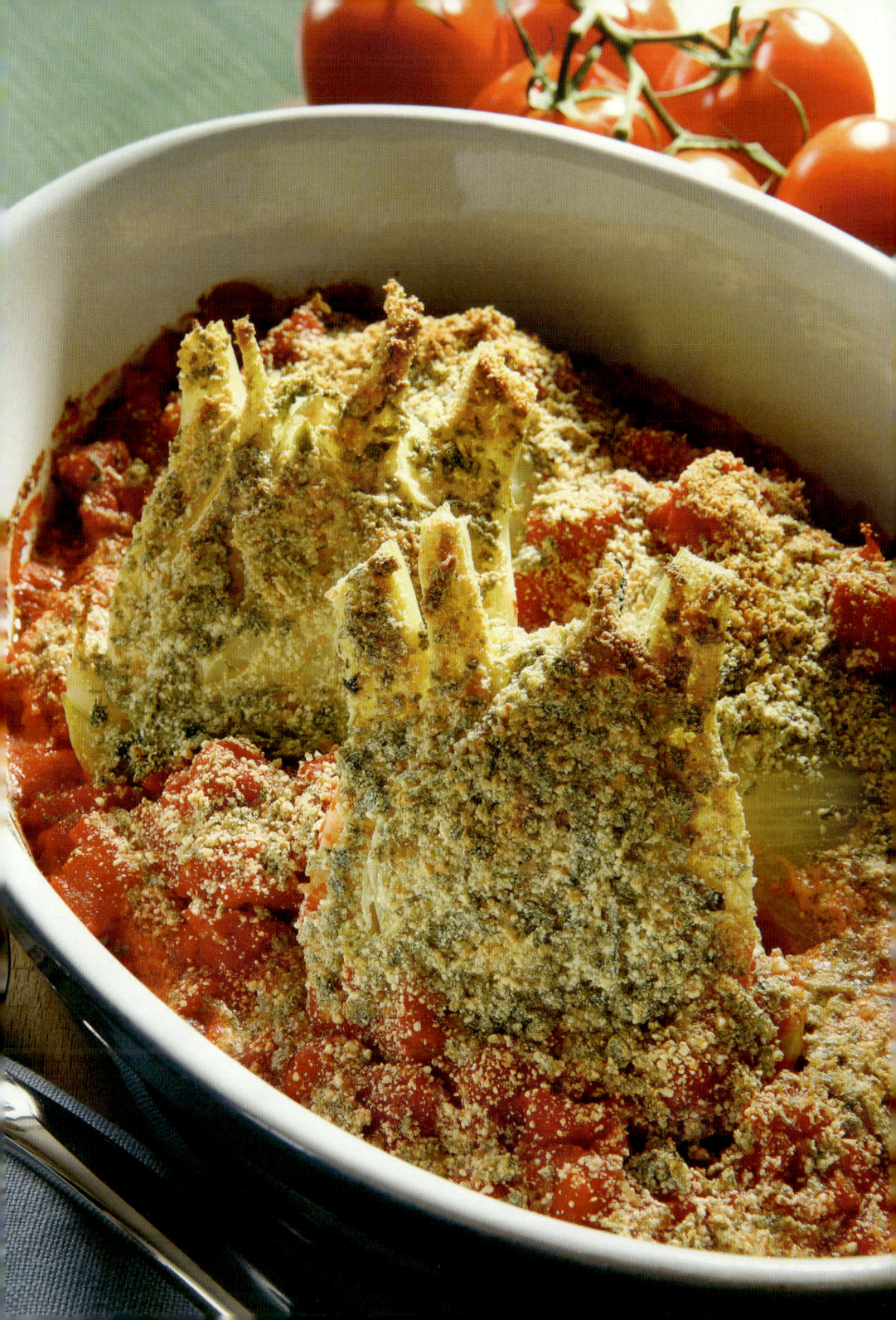

Pfeffermakrele auf Schwarzbrot

geht schnell

Zutaten für 2 Portionen
2 Scheiben Schwarzbrot
2 TL Diätmargarine, halbfett
2 Salatblätter
120 g geräucherte Pfeffermakrele
etwas gehackter Dill
Zubereitungszeit: 10 Minuten

Eine Portion enthält:

225 kcal/941 Kilojoule

15 g Eiweiß

10 g Fett

19 g Kohlenhydrate

4 g Ballaststoffe

3,5 g mF

3,9 g eF

2,6 g gF

47 mg Cholesterin

Zubereitung

Das Brot mit der Margarine bestreichen, zuerst das Salatblatt, dann die Makrele darauf legen. Mit gehacktem Dill garnieren.

Tipps & Hinweise

Dieses Rezept ist geeignet für Hypercholesterin- und Hypertriglyzeridämie- sowie Bluthochdruckpatienten.

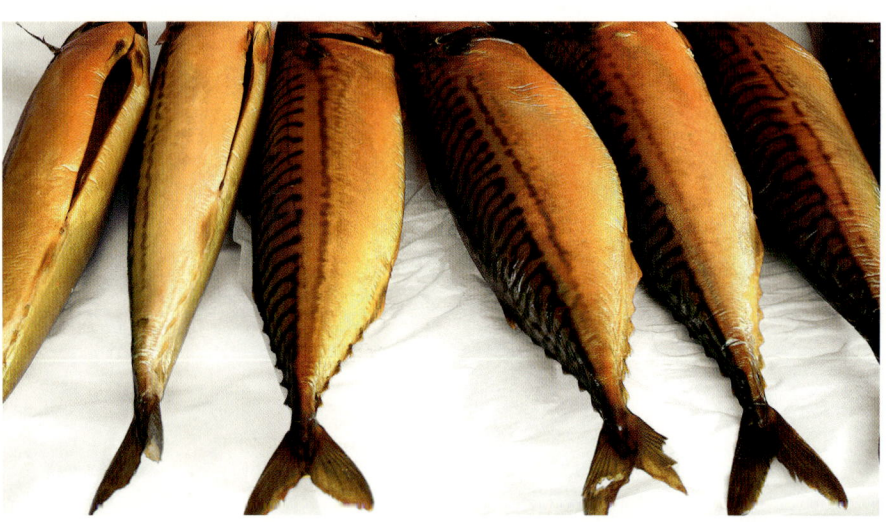

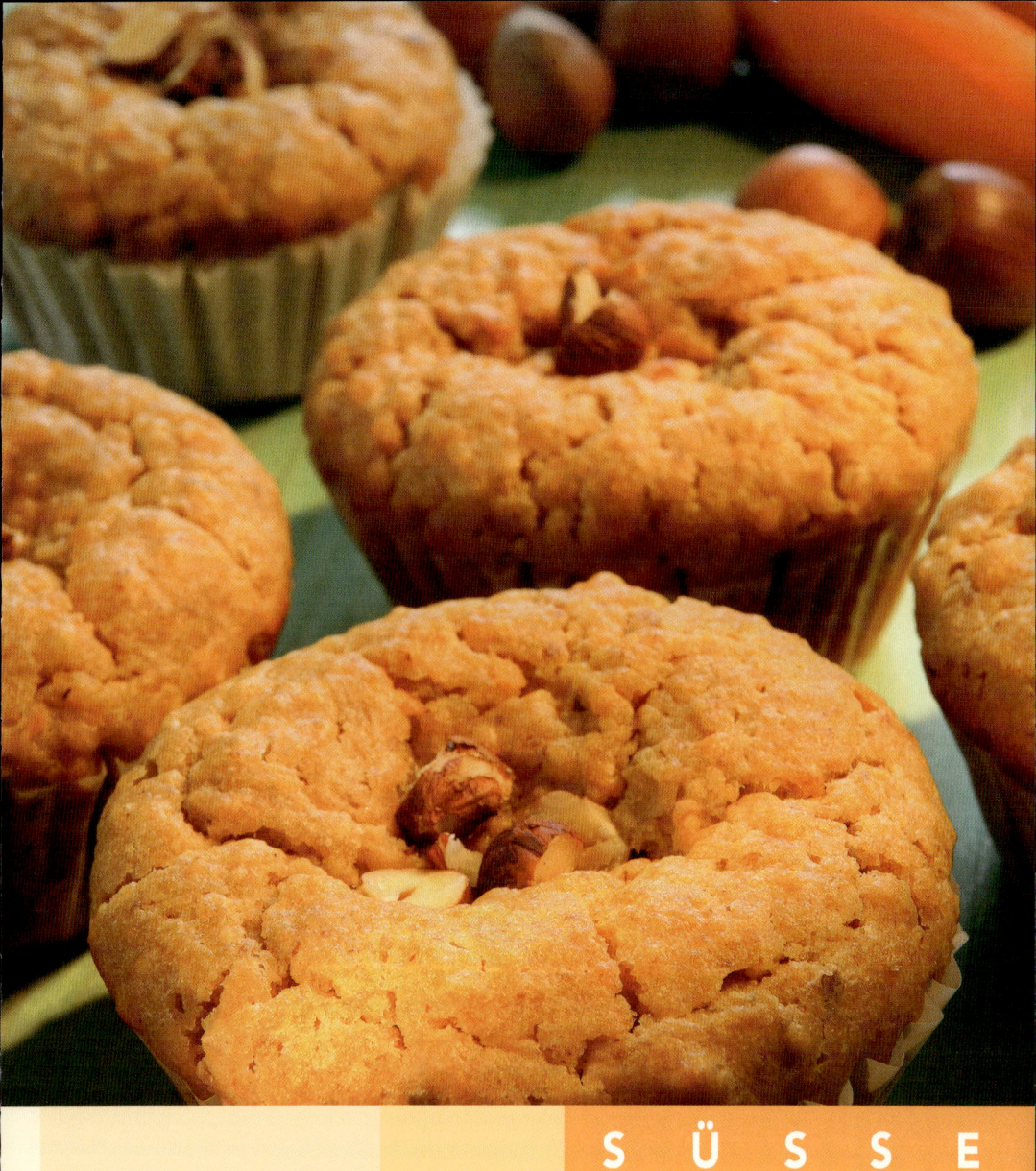

SÜSSE
KÖSTLICH-
KEITEN

Auch im Rahmen einer herz-

und gefäßgesunden Ernährung

dürfen Sie sich gelegentlich

eine süße Verführung gönnen.

Eine leckere Zwischenmahlzeit –

beispielsweise ein fruchtiger

Apfel-Quark-Auflauf oder eine

knusprige Joghurt-Müsli-Schnitte

– sorgt für den nötigen Energie-

schub zwischendurch.

Mit Diätmargarine zubereitet,

sind die süßen Snacks eine

Wohltat für Herz und Gefäße.

Apfelkuchen mit Guss

gelingt leicht

Zutaten für ein Blech

Für den Teig:

175 g kaltes Wasser

25 g Hefe

1 TL fluoridiertes Jodsalz mit Folsäure

300 g Weizenvollkornmehl

2 EL lauwarme Diätmargarine

Diätmargarine zum Einfetten

Für den Belag:

250 g saure Sahne, 10 % Fett

2 gehäufte EL Zucker

etwas geriebene Zitronenschale

etwas Zimt

900 g Äpfel, entkernt mit Schale

Zitronensaft

Zubereitungszeit: 60 Minuten

Zubereitung

Für den Hefeteig Wasser, Hefe, Salz, Mehl und Fett in die Küchenmaschine oder Rührschüssel geben und 8 Minuten kneten. Dann mit einem feuchten Tuch abdecken und an einem warmen Platz 20 Minuten gehen lassen. Das Blech gut einfetten.

Für den Guss saure Sahne, Zucker, Zitronenschale und Zimt verrühren. Den Hefeteig kurz durchkneten und auf die

Größe des Blechs ausrollen. Einen kleinen Rand hochziehen.

Die Äpfel in gleich große Spalten schneiden, diese schuppenförmig auf dem Teig anordnen und mit Zitronensaft beträufeln.

Den Guss gleichmäßig über die Äpfel verteilen. Den Kuchen im vorgeheizten Backofen bei 180–200 °C 45 Minuten backen. Wird die Oberfläche zu dunkel, den Kuchen die letzten 15 Minuten mit Pergamentpapier abdecken.

Auf einem Kuchengitter auskühlen lassen und in 24 gleich große Stücke schneiden.

Bei 24 Stück enthält 1 Stück:
160 kcal/669 Kilojoule
2 g Eiweiß
2,5 g Fett
15 g Kohlenhydrate
2 g Ballaststoffe
0,8 g mF
0,6 g eF
0,9 g gF
4 mg Cholesterin

Tipps & Hinweise

Dieses Rezept ist geeignet für Hypercholesterin- und Hypertriglyzeridämie- sowie Bluthochdruckpatienten. Patienten mit erhöhten Blutfettwerten sollten wegen des Zuckergehaltes Kuchen nur selten und in kleinen Mengen genießen.

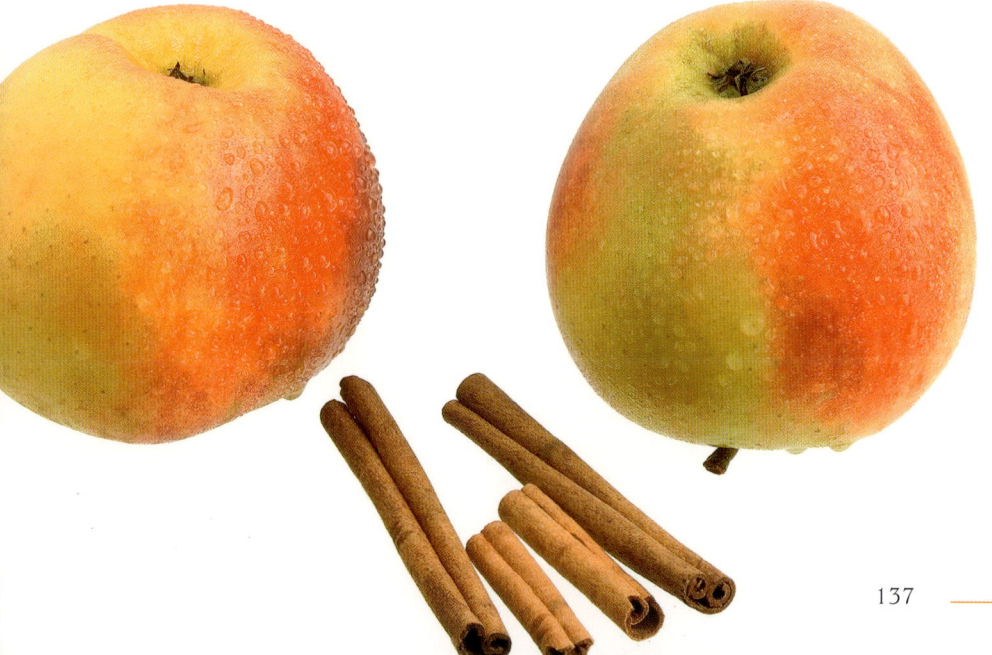

Rübli-Muffins

gut vorzubereiten

Zutaten für 12 Stück
100 g Diätmargarine
200 g Möhren
50 g Haselnüsse
1 Ei
150 g brauner Zucker
375 ml Buttermilch
1 EL Zitronensaft
170 g Weizenmehl
150 g Weizenvollkornmehl
2 TL Backpulver
etwas Ingwer
Diätmargarine zum Einfetten
Außerdem:
1 Muffin-Form
Zubereitungszeit: 60 Minuten

Zubereitung

Diätmargarine schmelzen. Karotten schälen, waschen und fein raspeln. Die Hälfte der Haselnüsse in Scheiben schneiden und zum späteren Bestreuen beiseitelegen. Die restlichen Haselnüsse mahlen.

Das Ei verquirlen, braunen Zucker, flüssige Diätmargarine, Buttermilch, Zitronensaft und Karotten gut vermischen. Mehl, Vollkornmehl, Backpulver, Ingwer und gemahlene Haselnüsse mischen, hinzufügen und vorsichtig unterheben.

Die Muffin-Form einfetten, den Teig einfüllen und im vorgeheizten Backofen bei 200 °C auf der mittleren Schiene etwa 35 Minuten backen.

Muffins noch 5 Minuten ruhen lassen, aus der Form lösen und auf einem Kuchengitter auskühlen lassen. Nach Belieben mit den restlichen Haselnüssen bestreuen.

Ein Stück enthält:
250 kcal/1045 Kilojoule
5 g Eiweiß
11 g Fett
33 g Kohlenhydrate
4 g Ballaststoffe
4,3 g mF
3,5 g eF
3,2 g gF
19 mg Cholesterin

Tipps & Hinweise

Dieses Rezept ist geeignet für Hypercholesterin- und Hypertriglyzeridämie- sowie Bluthochdruckpatienten. Patienten mit erhöhten Blutfettwerten sollten wegen des Zuckergehaltes Kuchen nur selten und in kleinen Mengen genießen.

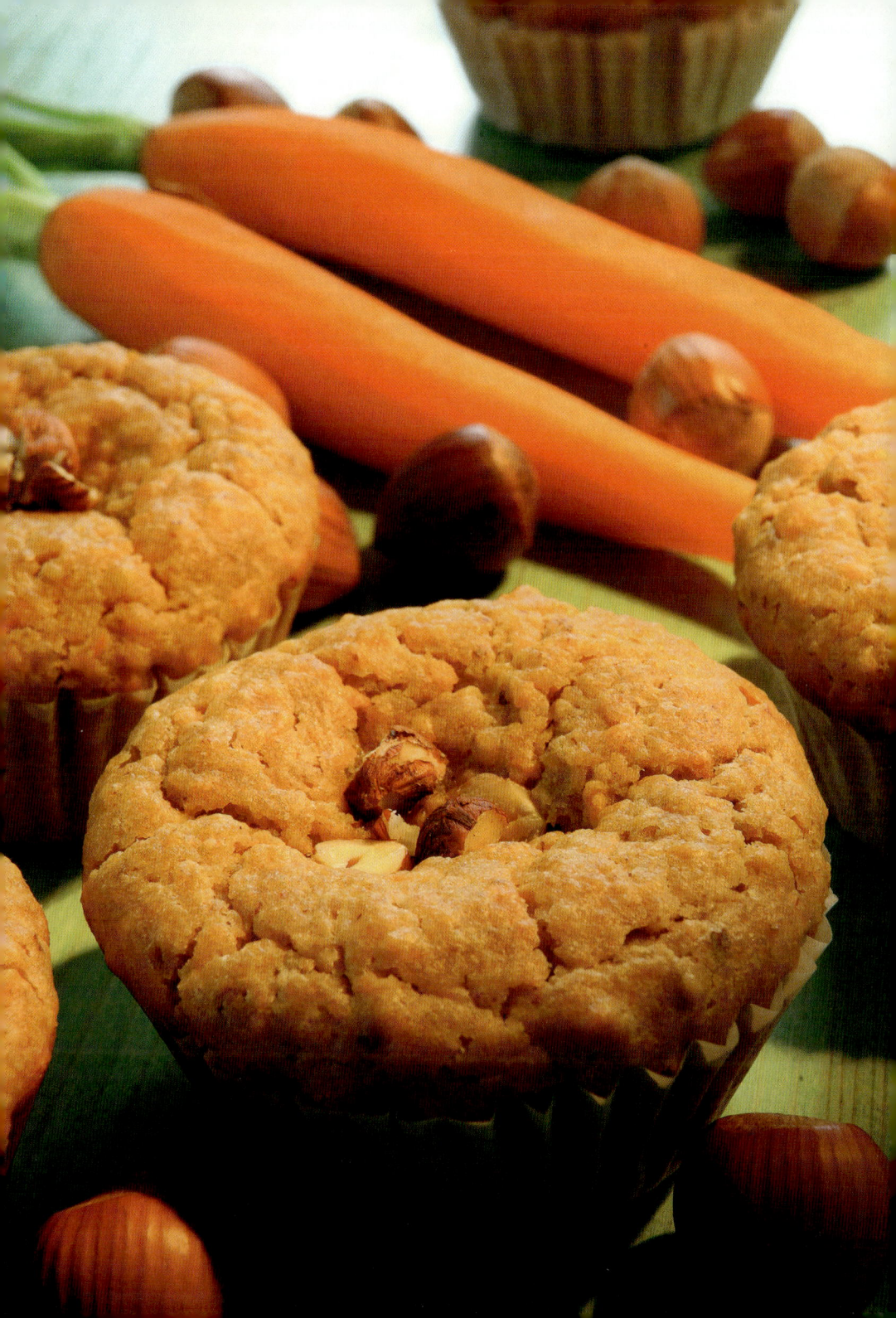

Fruchtwähe

braucht etwas mehr Zeit

Zubereitung

Alle Zutaten zügig zu einem geschmeidigen Teig verarbeiten, ca. 1 Stunde kühl stellen.

Teig dünn ausrollen und eine gefettete Kuchenform (Ø 28–30 cm) damit belegen. Den Boden mehrmals mit einer Gabel einstechen.

Obst waschen, entkernen und in feine Schnitze schneiden, gleichmäßig auf dem Kuchenboden verteilen.

Aus den restlichen Zutaten einen Guss herstellen und diesen über das Obst geben.

Im vorgeheizten Backofen bei 180 °C ca. 30–40 Minuten auf der untersten Schiene backen.

Bei 16 Stück enthält 1 Stück:

140 kcal/585 Kilojoule

3 g Eiweiß

5 g Fett

20 g Kohlenhydrate

2 g Ballaststoffe

2,5 g mF

1 g eF

1,2 g gF

0,5 mg Cholesterin

Tipps & Hinweise

Dieses Rezept ist geeignet für Hypercholesterin- und Hypertriglyzeridämie- sowie Bluthochdruckpatienten. Patienten mit erhöhten Blutfettwerten sollten wegen des Zuckergehaltes Kuchen nur selten und in kleinen Mengen genießen.

Apfel-Quark-Auflauf

gelingt leicht

Zutaten für 10 Portionen

600 g Äpfel

100 g Zucker

Zitronensaft

etwas Diätmargarine für die Form

500 g Magerquark

60 g Diätmargarine

½ Schnapsglas Rum

4 Eiweiß

fluoridiertes Jodsalz mit Folsäure

1 EL Haferflocken

1 leicht gehäufte EL Weizenvollkornmehl

1 EL geriebene Haselnüsse zum Bestreuen

Zubereitungszeit: 90 Minuten

Eine Portion enthält:

192 kcal/803 Kilojoule

9 g Eiweiß

8 g Fett

21 g Kohlenhydrate

2 g Ballaststoffe

4 g mF

2,4 g eF

0,9 g gF

1 mg Cholesterin

Tipps & Hinweise

Dazu passt gut eine Waldfruchtsauce.

Dieses Rezept ist geeignet für Hyper-cholesterin- und Hypertriglyzerid-ämie- sowie Bluthochdruckpatienten. Patienten mit erhöhten Blutfett-werten sollten wegen des Zuckerge-haltes Süßspeisen nur selten und in kleinen Mengen genießen.

Zubereitung

Äpfel schälen, entkernen, waschen und in dünne Scheiben schneiden. Diese mit 2 EL Zucker vermengen, mit Zitronensaft beträufeln und in eine gefettete Auflauf-form füllen.

Magerquark mit Margarine, Rum und Zi-tronensaft cremig rühren. Eiklar mit rest-lichem Zucker und einer Prise jodiertem Speisesalz zu einem steifen Schnee schla-gen, zusammen mit den Haferflocken und dem Mehl unter die Quarkmasse he-ben. Die Masse auf den Äpfeln verteilen, glatt streichen und mit den geriebenen Haselnüssen bestreuen. Im vorgeheizten Backofen bei 200 °C etwa 50 Minuten backen.

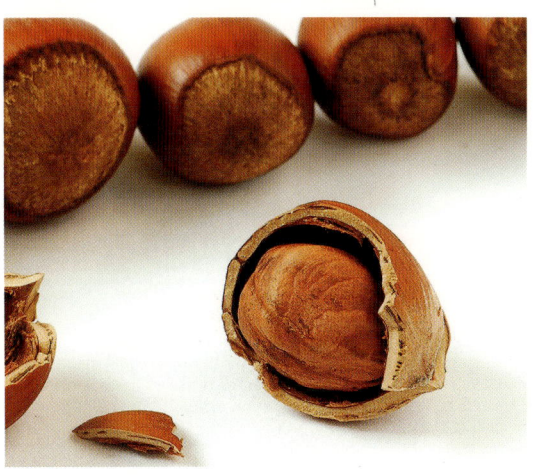

Buttermilchdessert

gut vorzubereiten

Zutaten für 2 Portionen
2 Blatt Gelatine
½ Becher Sahne
¼ Vanilleschote
2 gehäufte EL Zucker
300 ml Buttermilch
1 Kiwi
1 Handvoll Blaubeeren
Zubereitungszeit: 25 Minuten   **Kühlzeit: 4 Stunden**

Zubereitung

Die Gelatineblätter in kaltem Wasser 5 Minuten quellen lassen.

Die Hälfte der Sahne in einen kleinen Topf geben, die Vanilleschote auskratzen und das Mark und die Schote zur Sahne geben. Den Zucker zufügen und die Flüssigkeit zum Kochen bringen. Unter Rühren circa 5 Minuten köcheln lassen, bis sich der Zucker aufgelöst hat. Die Vanilleschote herausnehmen und die ausgedrückte Gelatine in der heißen Flüssigkeit unter Rühren auflösen.

Die Sahne durch ein Sieb in eine Schüssel gießen und die Buttermilch dazugeben. Die restliche Sahne steif schlagen und unter die Buttermilchmasse rühren.

Die Masse in zwei Tassen gießen und mindestens 4 Stunden kalt stellen.

Das Dessert aus den Tassen stürzen und mit der in Scheiben geschnittenen Kiwi und den Blaubeeren garniert servieren.

Eine Portion enthält:
354 kcal/1480 Kilojoule
7 g Eiweiß
16 g Fett
43 g Kohlenhydrate
3 g Ballaststoffe
0,8 g mF
4,8 g eF
9,6 g gF
49,5 mg Cholesterin

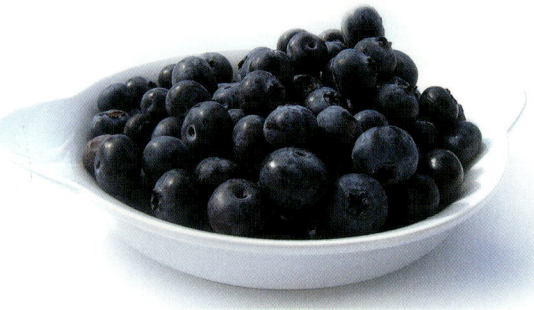

Tipps und Hinweise

Dieses Rezept ist geeignet für Hypercholesterin- und Hypertriglyzeridämie- sowie Bluthochdruckpatienten. Patienten mit erhöhten Blutfettwerten sollten wegen des Zuckergehaltes Süßspeisen nur selten und in kleinen Mengen genießen.

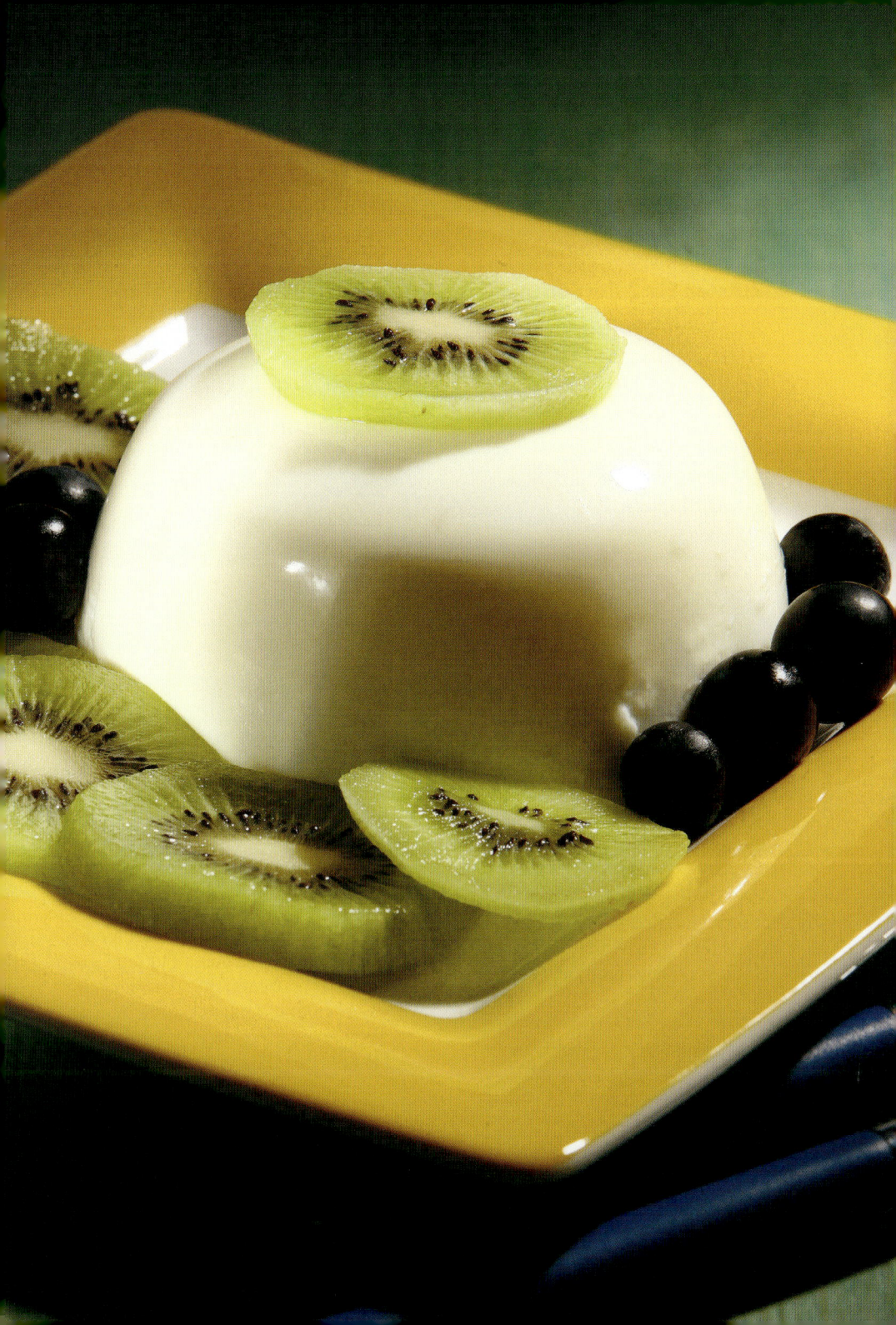

Tropischer Fruchtcocktail

gelingt leicht

Zutaten für 2 Portionen
200 g frische Erdbeeren
½ Mango (etwa 250 g)
1 Kiwi
½ mittelgroße Banane
½ Ananas (etwa 250 g)
100 g Johannisbeeren
Saft von ½ Zitrone
½ EL Honig
Zubereitungszeit: 30 Minuten

Zubereitung

Erdbeeren putzen, waschen und halbieren. Die Mango vom Stielende her mit einem Sparschäler schälen, das Fruchtfleisch rund um den Stein mit einem Messer ablösen und in mundgerechte Stücke schneiden.

Kiwi schälen, halbieren, den Strunk herausschneiden und in dünne Scheiben schneiden. Die Banane schälen und schräg in Scheiben schneiden.

Von der Ananas oben das Grün und unten eine 2 cm dicke Scheibe abschneiden. Die Ananas aufstellen und die Schale in breiten Streifen abschälen. Verbliebene Schalenteile mit einem Messer entfernen. Die Frucht längs vierteln, die harte Mitte herausschneiden, das Fruchtfleisch würfeln.

Die Johannisbeeren von den Stielen entfernen und waschen. Das Obst in der Reihenfolge Ananas, Erdbeeren, Banane, Kiwi, Mango in eine runde Schale einschichten, die Johannisbeeren oben platzieren.

Zitronensaft mit Honig vermengen und über den Cocktail gießen.

Eine Portion enthält:
270 kcal/1129 Kilojoule
3 g Eiweiß
2 g Fett
56 g Kohlenhydrate
12 g Ballaststoffe
0,6 g mF
0,4 g eF
0,3 g gF
0 mg Cholesterin

Tipps & Hinweise

Für eine erfrischende Sauce kann auch Joghurt verwendet werden.

Dieses Rezept ist geeignet für Hypercholesterin- und Hypertriglyzeridämie- sowie Bluthochdruckpatienten. Patienten mit erhöhten Blutfettwerten reduzieren die Obstmengen jeweils um die Hälfte. Stattdessen vermengen sie einen Becher fettarmen Naturjoghurt mit dem Zitronensaft und gießen die Mischung über den Cocktail. Den Honig streichen sie aus der Zutatenliste.

Joghurt-Müsli-Schnitte

gut vorzubereiten

Zutaten für 8 Portionen

Für den Teig:

6 Eier

250 g Puderzucker

100 g Weizenmehl

200 g Weizenvollkornmehl

etwas Backpulver

etwas Wasser

Für die Füllung:

80 g Müslimischung ohne Zuckerzusatz

500 g Joghurt, fettarm

250 g Heidelbeerjoghurt, fettarm

80 g Puderzucker

Zitronensaft

2 TL Vanillezucker

1 Schnapsglas Rum

2 EL Aprikosenkonfitüre

250 g Sahne

9 Blatt Gelatine

Zubereitungszeit: 90 Minuten
Kühlzeit: 1 Stunde

Zubereitung

Eier trennen, Zucker mit Eigelb schaumig rühren, Eischnee schlagen. In die Zucker-Eigelb-Masse abwechselnd den Schnee und das Mehl mit etwas Backpulver unterheben. Bei Bedarf etwas Wasser zugeben. Den Teig auf ein gefettetes, bemehltes Blech streichen und bei 180 °C etwa 15–20 Minuten backen.

Für die Joghurtmasse Müsli zum Quellen in den Joghurt einrühren. Anschließend den Joghurt mit dem Zucker, Vanillezucker, Zitronensaft und Rum verrühren.

Den ausgekühlten Biskuit mit der Konfitüre bestreichen. Die Sahne schlagen. Gelatineblätter in etwas Wasser bei niedriger Temperatur auf der Herdplatte auflösen und zuerst mit ein paar Löffeln Joghurt vermengen. Dann erst die ganze Gelatine unter die Joghurtmasse unter ständigem Rühren verteilen und die Sahne vorsichtig unterheben. Die Masse 10 Minuten abkühlen lassen und anschließend gleichmäßig auf dem Biskuit verteilen.

Vor dem Servieren die Joghurt-Müsli-Schnitte eine Stunde in den Kühlschrank stellen.

Eine Portion enthält:

450 kcal/1881 Kilojoule

12 g Eiweiß

14 g Fett

68 g Kohlenhydrate

3 g Ballaststoffe

1,3 g mF

4,4 g eF

6,5 g gF

164 mg Cholesterin

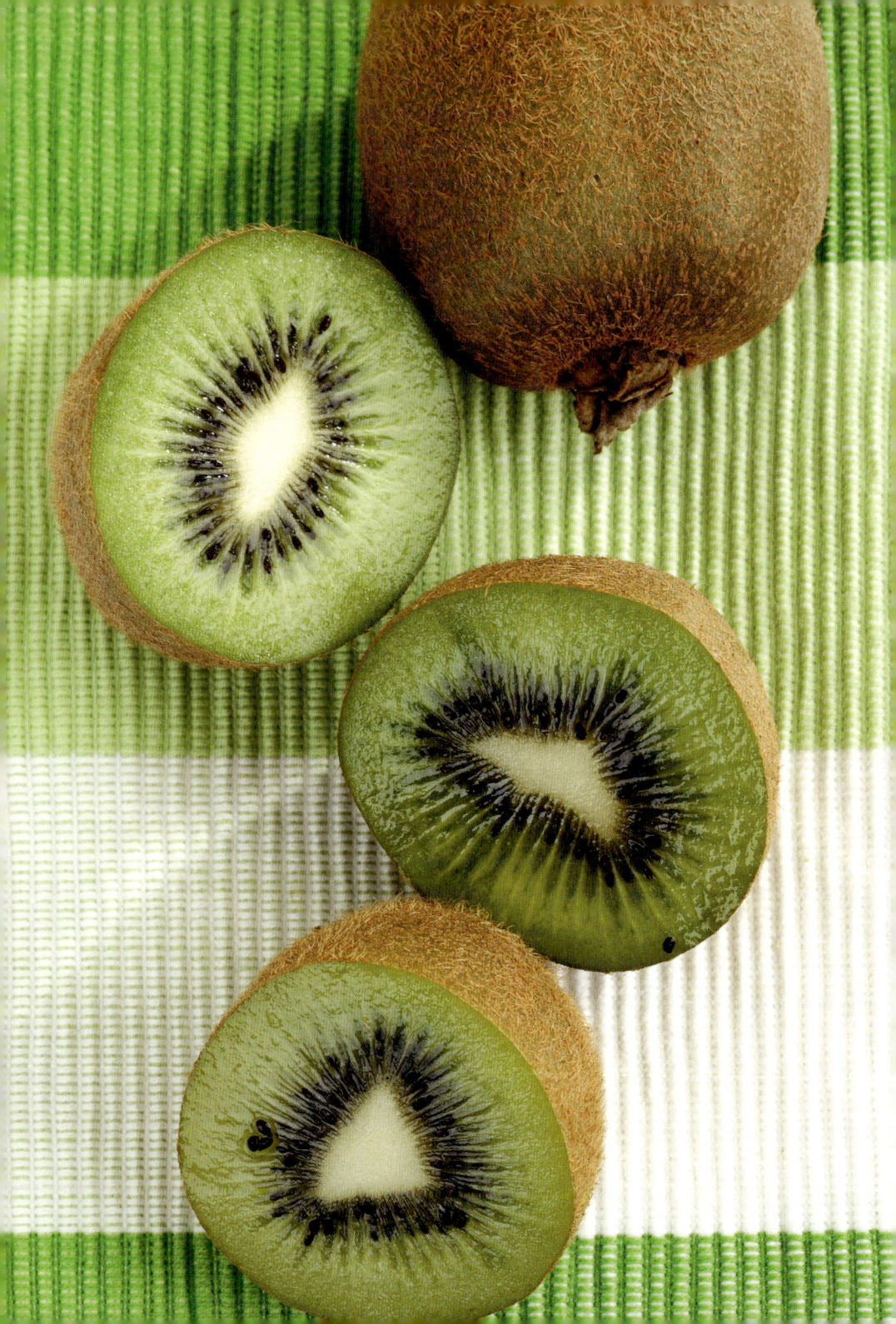

Sven-David Müller-Nothmann • Christiane Weißenberger

Ernährungsratgeber Arthritis und Arthrose

Genießen erlaubt:
- **Richtig essen und trinken**
- **15 Tipps für das tägliche Leben**
- **50 Rezepte mit Kalorien- und Nährwertangaben**
- **Musterpläne**

2007. 132 Seiten, 95 Farbfotos, 15,5 x 21,0 cm, kartoniert
ISBN 978-3-89993-530-1
€ 12,90

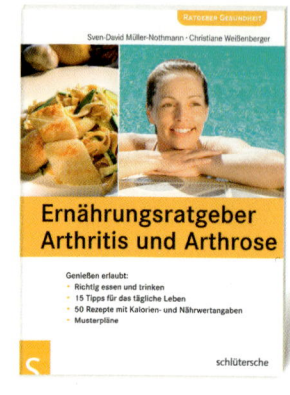

- Behandlung von Rheuma, Arthritis, Arthrose und Arthritis urica
- Praxisnah: 15 Tipps für das tägliche Leben
- 50 pikante und süße Rezepte
- Wirksam: Musterpläne für die optimale Ernährung

Eine gesunde Ernährung hilft bei Arthritis und Arthrose Entzündungen und Schmerzen zu lindern. Der Genuss kommt dabei nicht zu kurz. Dieser Ernährungsratgeber regt mit seinen leckeren Rezepten zum kreativen Kochen an. Alle Rezepte wurden von Experten entwickelt und entsprechen den aktuellen Richtlinien für Rheumatiker.

Sven-David Müller-Nothmann • Christiane Weißenberger

Ernährungsratgeber Diabetes

Genießen erlaubt:
- **Richtig essen und trinken**
- **15 Tipps für das tägliche Leben**
- **Über 50 Rezepte mit BE- und Nährwertangaben**
- **Musterpläne**

2007. 140 Seiten, 92 Farbfotos, 15,5 x 21,0 cm, kartoniert
ISBN 978-3-89993-529-5
€ 12,90

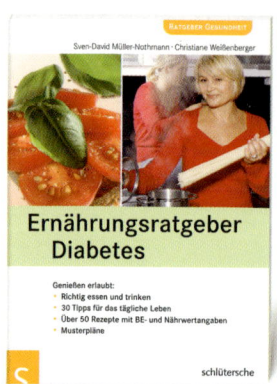

- Informativ: Ursachen für Diabetes
- Über 50 leckere Rezepte
- Mit zahlreichen Musterplänen

Das Buch informiert ausführlich über die Krankheit Diabetes und erläutert die Behandlungsmöglichkeiten. Viele praktische Tipps helfen die Ernährung umzustellen. Die Autoren stellen viele leckere Gerichte vor, mit denen man sich selbst und seine Gäste verwöhnen kann.

„Auch als Diabetiker kann man das Essen genießen – das Buch informiert ausführlich über eine gesunde und dennoch schmackhafte Ernährung." *Apotheken Rätsel-Magazin 50plus*